DES

INFLAMMATIONS CHRONIQUES

DU NASO-PHARYNX

PHARYNGOTHÉRAPIE

PAR

ALFRED DEGLAIRE

Docteur en Médecine de la Faculté de Paris

LAVAL

IMPRIMERIE ET STÉRÉOTYPIE E. JAMIN

8, Rue Ricordaine, 8,

1896

DES

INFLAMMATIONS CHRONIQUES

DU NASO-PHARYNX

PHARYNGOTHÉRAPIE

PAR

Alfred DEGLAIRE

Docteur en Médecine de la Faculté de Paris

LAVAL

IMPRIMERIE ET STÉRÉOTYPIE E. JAMIN

8, Rue Ricordaine, 8,

1896

A MON CHER PÈRE

A MA CHÈRE MÈRE

Témoignage d'affection et de profonde
reconnaissance

MEIS ET AMICIS

A MON PRÉSIDENT DE THÈSE

MONSIEUR LE PROFESSEUR TILLAUX

Professeur de clinique chirurgicale
Chirurgien de l'Hôpital de la Charité
Membre de l'Académie de médecine
Commandeur de la Légion d'honneur

A LA MÉMOIRE DE

MONSIEUR LE DOCTEUR JUHEL-RENOY

Médecin des hôpitaux

A MONSIEUR LE DOCTEUR J.-A.-A. RATTEL

Ancien Médecin de l'Institut National
des Sourds-et-Muets
et de la Clinique Nationale des Maladies de l'Oreille

TABLE DES MATIÈRES

—

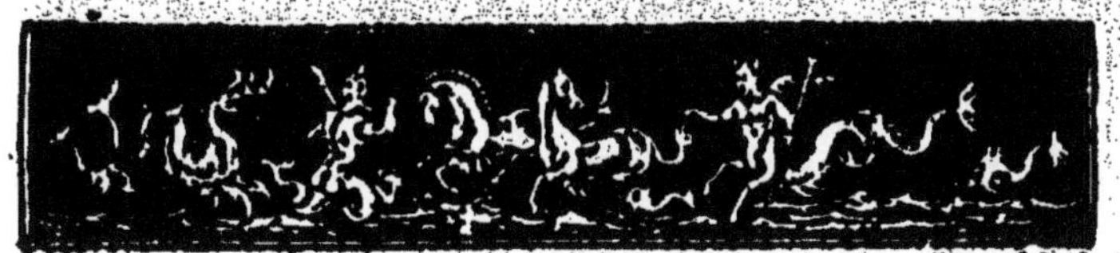

INTRODUCTION

Grâce à la bienveillance de M. le docteur Rattel qui a bien voulu mettre à notre disposition et sa clinique et ses malades, nous avons pu, pendant ces deux dernières années de nos études médicales, consacrer une assez large part aux maladies de la gorge, des oreilles et du nez.

Et ce qui nous a surtout frappé, ce n'est pas seulement la grande fréquence des inflammations chroniques du pharynx nasal, mais plus encore, peut-être, l'importance de leurs complications et le grand avantage que peut retirer le malade de leur diagnostic et de leur traitement.

D.   1.

Il nous a semblé qu'en général on ne prête pas une attention suffisante à ces inflammations du rhino-pharynx et qu'on en méconnaît trop souvent la gravité.

Et si, malgré sa fréquence, la pharyngite rétro-nasale est encore presque toujours ignorée des praticiens; si l'examen des arrière-cavités nasales reste encore en dehors de la pratique journalière et se trouve si souvent négligée, peut-être faut-il en rechercher la cause dans les deux ordres de faits suivants:

D'abord la difficulté, que présente la rhinoscopie postérieure, difficulté plus souvent apparente que réelle cependant, et facilement vaincue, si ce n'est chez quelques rares malades, et qui fait, que si on regarde souvent la gorge, parfois le larynx, jamais on n'examine le pharynx nasal.

En second lieu, la rareté relative des cas où le malade attire d'une façon particulière l'attention du médecin sur cette région. Et bien souvent, en effet, nous avons été surpris de voir des malades se plaindre d'une diminution de l'ouïe ou de bourdonnements, de laryngites à répétition ou d'enrouements rebelles, de conjonctivites chroniques ou de suppurations du sac lacrymal, de douleurs de tête violentes ou de vertige, alors qu'ils passaient sous silence une affection de la cavité naso-pharyngienne souvent seule cause de tous ces troubles.

Mais si la constatation des lésions inflammatoires chroniques du rhino-pharynx et leur traitement a, à notre sens, tant d'importance, la nécessité de l'antisepsie et d'un lavage rigoureux et méthodique de cette région, nous a paru tout aussi évidente, et cela non seulement dans les maladies infectieuses, mais encore dans tous ces états pathologiques où la muqueuse modifiée dans sa constitution, entravée dans ses fonctions, n'est plus en état de défense physiologique et ne peut lutter efficacement contre les micro-organismes. Et bien des complications, bien des infections secondaires pourraient être ainsi évitées !

Aussi notre but est-il, après avoir décrit les formes les plus fréquentes de ces inflammations chroniques, qu'il nous a été donné si souvent d'observer, et signalé la gravité de leurs complications, après avoir fait ressortir la nécessité d'une intervention énergique et la valeur thérapeutique des lavages antiseptiques du naso-pharynx, d'indiquer quel traitement nous a paru donner le plus de résultats et par quels moyens on peut assurer, de la façon la plus efficace, cette asepsie, si difficile à réaliser, des cavités naso-pharyngiennes.

Mais avant de terminer cette introduction et fidèle à un devoir consacré par l'usage, nous prions M. le docteur Tillaux de vouloir bien recevoir tous nos remerciements pour l'honneur qu'il nous a fait en acceptant la présidence de notre thèse.

Nous sommes heureux de pouvoir exprimer ici, à M. le docteur Rattel, dont les conseils et le concours nous ont été si précieux, toute notre gratitude pour l'intérêt qu'il nous a toujours porté.

Enfin nous remercions, bien sincèrement aussi, tous nos maîtres des hôpitaux et en particulier MM. Berger, Perier, Tillaux, Duguet, Gouraux, pour l'enseignement médical et chirurgical qu'ils nous ont donné.

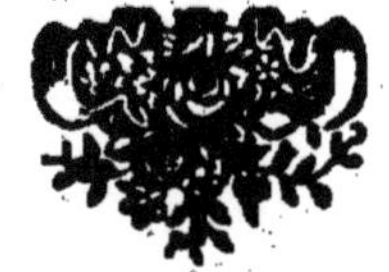

PREMIÈRE PARTIE

CHAPITRE I.

DES RHINO-PHARYNGITES CHRONIQUES NON SPÉCIFIQUES (1).

Définition.— Sous le nom de rhino-pharyngites chroniques *non spécifiques*, nous comprenons les différentes variétés d'inflammations chroniques de la muqueuse qui tapisse la cavité naso-pharyngienne déterminant des

1. Dans ce travail, nous laissons volontairement de côté les rhino-pharyngites chroniques spécifiques (tuberculeuse, syphilitique), parce qu'elles sont beaucoup plus connues et mieux étudiées. Du reste, outre le traitement général spécial qui leur convient, le traitement local qui doit leur être appliqué (irrigations rétro-pharyngiennes, cautérisations, etc.) est, dans son ensemble, identique à celui que nous indiquons plus loin pour les rhino pharyngites chroniques non-spécifiques.

troubles anatomiques et physiologiques sans qu'on puisse en invoquer comme cause un *agent microbien spécifique*.

Classification. — Trop différentes par leurs signes objectifs et leurs symptômes pour qu'il soit possible d'en donner une description d'ensemble, il faut avouer cependant qu'il est souvent bien difficile de les classer en formes assez distinctes et assez tranchées, pour pouvoir faire entrer, sans hésitation, tel ou tel cas, dans une classe déterminée. Et si parfois, certains signes, certains symptômes sont suffisamment marqués et prédominent assez pour imprimer un caractère spécial à la maladie, souvent aussi les différentes formes s'unissent et se confondent et rendent ardue la classification. Cependant la marche de l'inflammation ne se traduit pas toujours par les mêmes modifications histologiques et physiologiques.

Tantôt on assiste à la prolifération des cellules, tantôt à leur dégénérescence ; à l'hypertrophie des tissus ou à leur atrophie ; à une exagération ou à une modification très évidente des sécrétions normales ou à leur disparition.

Aussi nous avons cru pouvoir distinguer *quatre* espèces de pharyngites ayant assez souvent leurs caractères propres pour qu'il soit permis de les décrire séparément ; tout en faisant remarquer à nouveau que parfois plusieurs d'entre elles s'associent et s'ajoutent les unes aux autres.

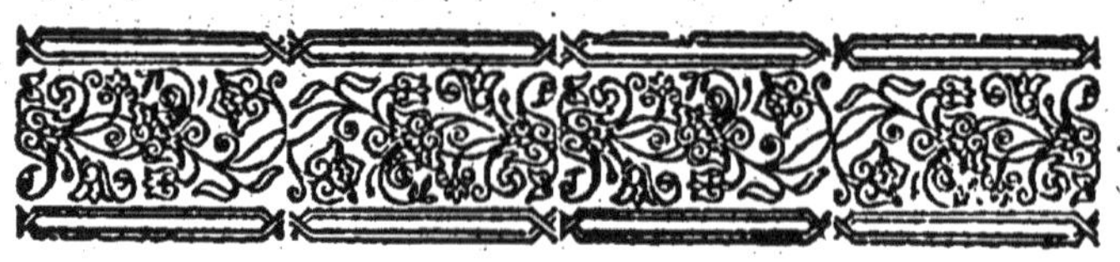

CHAPITRE II.

CATARRHE CHRONIQUE DE LA CAVITÉ NÀSO-PHARYNGIENNE

Décrites pour la première fois par J.-P. Frank (1) et quelques années plus tard par Dobbel (2), cette affection, étudiée surtout à l'étranger (3), est aujourd'hui bien connue de tous ceux qui s'occupent des maladies du nez et de la gorge.

Définition. — Suivant la définition qu'en a donné Morel Mackensie dans son *Traité*

1. *De curand homin. Morbis*. Lib. V, Mannheim, 1704.
2. *Winter Cough*. London, 1366.
3. Wendt. *Ziemssen's Handbuch*. Leipzig, 1874. Bresgen. *Der Kronische Nasen und Hochescatarrh*, Wien und Leipzig, 1883.

pratique des maladies du nez et de la cavité naso-pharyngienne, nous décrirons sous le nom de catarrhe chronique du pharynx nasal « l'inflammation chronique de la mu-
« queuse qui tapisse la cavité naso-pha-
« ryngienne déterminant une sécrétion plus
« ou moins visqueuse, qui, par son adhé-
« rence aux parties, fait éprouver aux mala-
« des une sensation désagréable et les pousse
« à faire des efforts pour les expulser par
« la toux et par l'action de cracher. »

Etiologie. — Cette maladie est excessivement fréquente en Angleterre et en Amérique surtout, au point qu'on se sert couramment, dans ce pays, du terme « catarrh » pour désigner le catarrhe naso-pharyngien. Mais, pour être moins commune en France, elle est loin d'y être rare, puisque sur 750 malades que nous avons examinés à ce point de vue, dans le courant de l'année, à la clinique du Dr Rattel, 200 environ présentaient des lésions chroniques du naso-pharynx, dont 95 de la pharyngite catarrhale.

Aujourd'hui, on admet d'une façon à peu près unanime que les conditions climatériques, une atmosphère froide et humide, des variations brusques de température sont les causes les plus puissantes et les plus générales de la production de cette affection.

Assez fréquent chez les enfants, plus commun encore chez l'adulte avec prédominance chez l'homme, le catarrhe du rhino-pharynx reconnaît encore assez souvent comme origine l'action des poussières qui constamment viennent irriter la muqueuse, et c'est sans aucun doute à cette cause que l'on doit attribuer la fréquence de cet état morbide chez les maçons, tourneurs en cuivre, mineurs, boulangers, etc. Doit aussi entrer en ligne de compte l'abus du tabac, des alcools, des mets épicés, dont l'action nocive sur la muqueuse ne peut être mise en doute.

Enfin, il est des causes prédisposantes qui semblent également avoir leur imporlance dans l'étiologie de cette affection. Et il est à remarquer, en effet, que les malades atteints de catarrhe naso-pharyngien sont souvent porteurs d'une diathèse telle que la scrofule, la goutte, le rhumatisme, etc., ce qui pourrait peut-être expliquer pourquoi certains auteurs ont insisté sur l'influence de l'hérédité dans la production de la maladie (Bresgen) (1).

Symptomatologie et signes fonctionnels. — Très variables, les symptômes du catarrhe chronique naso-pharyngien s'établissent en général lentement et sans douleur.

Parfois très légers, ils passent presque inaperçus et c'est à peine si, le matin, les malades, après plusieurs tentatives d'expectoration, crachent quelques mucosités.

Dans les cas plus intenses, les sujets atteints se plaignent d'une sensation désagréable de picotements ou de corps étranger à la partie supérieure de la gorge dont

1. *Op. cit.* p. 41.

ils cherchent à se débarrasser en reniflant bruyamment ou en faisant à plusieurs reprises de brusques efforts d'expiration nasale.

Plus abondantes les mucosités tombent alors des arrières-fosses nasales dans le pharynx buccal et les patients, se mouchant en quelque sorte dans leur gorge, éprouvent un besoin continuel de dégager leur cavité naso-pharyngienne, ce à quoi ils arrivent, parfois à grand peine, en « raclant » violemment cette région.

Mais c'est surtout au réveil, que tous ces symptômes sont accentués. Les sécrétions épaissies, desséchées pendant le sommeil, accolées fortement à la muqueuse, ne se détachent qu'avec beaucoup plus de peine encore, et au prix d'efforts tels d'expuition, que souvent ils s'accompagnent de nausées et de vomissements. Enfin à tous ces signes s'ajoutent fréquemment une sensation de pesanteur et une douleur plus ou moins vive au niveau de la région occipitale, qui gagne parfois le front et les tempes. Quant aux troubles causés par la propagation de l'inflammation à la muqueuse des cavités voisines, nous nous réservons de les étudier plus loin avec les complications.

Examen. — Les lésions du pharynx nasal sont en général assez marquées. A l'examen, la muqueuse se présente tapissée de mucosités plus ou moins adhérentes que la rhinoscopie postérieure permet de voir remonter jusqu'à la voûte basilaire.

Si, après l'avoir détergée par un *écouvillonnage* convenable, on l'examine à nouveau, elle apparaît rouge, épaissie, congestionnée, parcourue de vaisseaux plus ou moins dilatés et saignant au moindre contact. Ajoutons que, la plupart du temps, on trouve les mêmes lésions du côté du nez et du pharynx buccal, dont la muqueuse participe à l'inflammation.

Diagnostic. — Avec quelque habitude de

la rhinoscopie postérieure le diagnostic est, en général, facile et, si souvent la maladie est méconnue, c'est qu'on néglige de la rechercher. Le toucher ou le miroir ne permettent pas de confondre le catharrhe chronique avec les végétations adénoïdes ou les tumeurs ; par l'examen direct on peut s'assurer s'il n'existe pas de lésions syphilitiques ou tuberculeuses (ulcérations, plaques, gommes, nécrose, tubercules), examen que doit compléter du reste la recherche des antécédents ou d'autres lésions concomittantes.

Enfin, dans certaines inflammations de la gorge et du rhino-pharynx dont la nature paraît douteuse, il est bon d'examiner les urines afin de savoir si la lésion n'est pas sous la dépendance d'une maladie générale telle que le diabète ou l'albuminurie.

Anatomie pathologique. — Les lésions anatomo-pathologiques, étudiées en France (1)

1. Cornil (*Bull. soc. anat.*, 84); Luc (*France méd.* 86) ; Dubief (*Arch. de laryng.*, 80).

surtout, sont aujourd'hui assez bien connues.
Souvent l'épithelium de la muqueuse a disparu ou a perdu, en partie ou en totalité,
ses caractères. Très épaissie cette muqueuse
présente au-dessous de la couche de tissu
conjonctif, une couche de follicules très volumineux qu'enveloppe, à une période un
peu plus avancée, toute une production de
tissu fibreux. Les vaisseaux dilatés sont accrus en nombre et le tissu conjonctif hypertrophié renferme dans ses mailles des
amas considérables de cellules lymphatiques.

Marche et pronostic. — Essentiellement
chronique, l'inflammation catarrhale de la
cavité naso-pharyngienne n'a aucune tendance à guérir seule, et sa ténacité est, au
contraire, extrême. Peu dangereuse par
elle-même, elle mérite toute l'attention,
comme nous le verrons plus loin, par les
complications qu'elle entraîne. Aussi nécessite-t-elle un traitement énergique et sou-

tenu, que nous étudierons, d'une façon générale, avec celui des autres rhino-pharyngites et qui, s'il ne donne pas toujours,
dans les cas très anciens, une guérison radi-
cale, assure tout au moins une amélioration considérable.

CHAPITRE III

RHINO-PHARYNGITE SÈCHE ATROPHIQUE.
CATARRHE SEC DE LA CAVITÉ
NASO-PHARYNGIENNE

Définition. — Moins fréquente que la précédente, la rhino-pharyngite sèche est surtout caractérisée par ce fait que le liquide clair, secrété en quantité bien moindre que dans la forme catarrhale, se dessèche en donnant lieu à des croûtes verdâtres ou brunes et qu'il existe presque toujours concurremment une atrophie marquée de la muqueuse.

L'*Etiologie* est la même que pour la pharyngite catarrhale et nous retrouvons ici les mêmes causes occasionnelles et prédisposantes. Aussi est-il impossible de savoir, dans la presque totalité des cas, pourquoi l'inflammation prend la forme sèche plutôt que la forme humide et réciproquement.

Certains auteurs (1) ont voulu donner à cet état pathologique une origine constitutionnelle et le rattachent aux diathèses strumeuses ou syphilitiques. Mais, souvent, chez les malades, on ne peut rencontrer aucune trace de ces diathèses et la rhino-pharyngite sèche est loin de se rencontrer toujours et seulement chez les strumeux et les syphilitiques. Et sur les trente-neuf malades atteints de pharyngite sèche et examinés par nous, quatre ou cinq seulement se sont trouvés, chez qui nous avons pu penser à la syphilis comme cause probable, et encore avions-nous plutôt affaire à de l'ozène spécifique avec propagation au pharynx qu'à de la pharyngite sèche véritable.

Symptomatologie. — Les malades porteurs de cette affection se plaignent de sécheresse

1. Schaffer (*Monatschrift für ohrenheilkunde*, 1881, n° 4).

et de brûlure qu'ils localisent assez mal dans la gorge ou derrière la luette.

Ils accusent de la douleur à la déglutition et une soif persistante, calmée pour quelques instants, par quelques gorgées de liquide, mais revenant bientôt.

Et à cela, s'ajoute un besoin incessant de débarrasser leur arrière-gorge, ce qu'ils font du reste à grand'peine et d'une façon fort incomplète, des secrétions qui l'encombrent et dont l'adhérence aux parties est extrême.

A l'*examen* de la gorge et du pharynx, la muqueuse apparaît rouge, sèche, luisante, comme vernissée, tantôt parcourue de stries de mucus desséché, tantôt recouverte par places de croûtes demi-molles, qui souvent dégagent une odeur fade, ayant quelque analogie avec celle de l'ozène.

La maladie continuant à évoluer, la muqueuse s'amincit, s'atrophie et le pharynx paraît agrandi.

Enfin, on aperçoit des brides d'aspect blanc laiteux, d'apparence cicatricielle et dues à du tissu fibreux de nouvelle formation.

Le *Diagnostic* ne présente pas, en général, de grandes difficultés, mais dans certains cas accompagnés de rhinite sèche et dans lesquels l'odeur des sécrétions est très accentuée, il peut être assez malaisée de savoir si l'on ne se trouve pas en présence d'un cas d'ozène propagée au pharynx. Et la chose est d'autant plus difficile, que parfois, comme le catarrhe sec du nez, la naso-pharyngite sèche peut déterminer l'ozène. Il faut alors pratiquer un examen très minutieux et s'enquérir avec soin des antécédents et des commémoratifs pouvant éclairer le diagnostic.

Anatomie pathologique (1). — Ici, la lésion dominante est l'atrophie de la muqueuse qui, après une période hypertrophique, en général assez courte, se resserre, s'amincit et présente plutôt l'aspect d'une séreuse que

1. *Manuel d'Histologie pratique* (Cornil et Ranvier).

d'une muqueuse (1). Et cette atrophie frappe aussi les follicules clos et les glandes acineuses qui subissent la dégénérescence graisseuse ou granuleuse. On constate en outre une diminution du nombre des vaisseaux sanguins et une oblitération de ceux qui subsistent par suite de la formation d'un tissu fibreux cicatriciel qui les enveloppe.

Marche. Pronostic. — Très rebelle au traitement, décourageante pour le malade et le médecin, le catarrhe sec naso-pharyngien est d'un pronostic peu favorable au point de vue de la guérison souvent bien difficile à obtenir d'une façon complète. Et ce qui vient encore agraver la situation, c'est la possibilité, que nous avons déjà signalée, de la dégénérescence de la rhino-pharyngite sèche en ozène.

1. *Normal und Patho-Anatomie der Nasenhole*, Wien 1882 (Zuckerkandl).

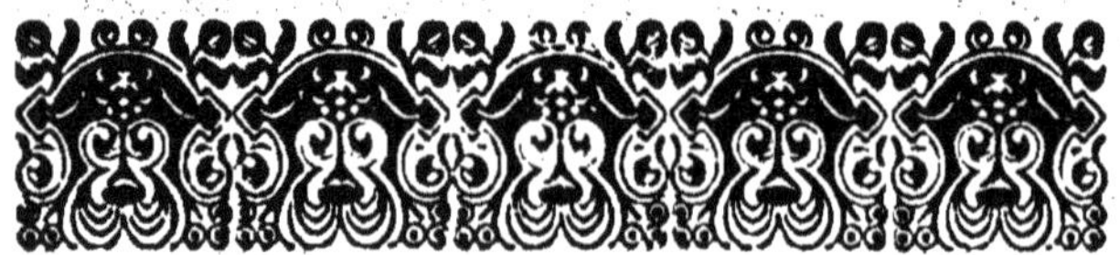

CHAPITRE IV

RHINO-PHARYNGITE PURULENTE. CATARRHE PURULENT DU RHINO-PHARYNX

Plus rare que les autres formes, mais non moins grave, la pharyngite purulente se traduit symptomatiquement par l'écoulement d'une secrétion purulente, habituellement dès le début de la maladie et anatomiquement par une modification considérable de la muqueuse naso-pharyngienne.

L'*Étiologie* du catarrhe purulent des arrières-fosses nasales est le plus souvent assez obscure. Dans certains cas, assez peu fréquents d'ailleurs, il peut être simplement la suite de l'aggravation d'un catarrhe aigu ordinaire.

Parfois aussi, il s'observe dans le cours ou à la suite de certaines fièvres éruptives (rougeole, scarlatine, variole) ou de certaines maladies infectieuse, (grippe, influenza, fièvre typhoïde).

Enfin, d'après certains auteurs, il faudrait souvent incriminer l'infection blenhorragique, soit que la contagion ait lieu de la mère à l'enfant au moment de la naissance [Weber (1)], soit que chez l'adulte la transmission se fasse par l'intermédiaire des mains ou d'un objet souillé [Boerhaave (2), Edward (3)], ou directement comme il en est rapporté un exemple par Sigmund (4).

Débutant alors par les fosses nasales, l'infection pourrait rétrocéder et se cantonner, se localiser aux parois de la cavité naso-pharyngienne.

Sur les 250 malades atteints d'inflamma-

1. Weber. *Med. Chir. Trans.*, 1860, vol. XLIII, p. 177.
2. *Tractatio med. pract. de lue venerea*, Luyd, Batavorum, 1751.
3. *Lancet.* Avril 57.
4. *Wien med. Wochenschrift*, 1852.

tion chronique du rhino-pharynx que nous avons examinés, nous n'avons pu trouver qu'une quinzaine de cas de pharyngite purulente et ce avec une égale fréquence chez l'enfant et chez l'adulte. Et dans aucun de ces cas il ne nous a été possible de déterminer, d'une façon certaine, la cause de la maladie.

Signes et symptômes. — Les individus, porteurs de cette affection, se plaignent constamment d'avoir du pus dans la gorge, pus dont ils ne se débarrassent que par des efforts de toux et d'expectoration aboutissant au rejet de crachats purulents. — Mais ce qui leur est encore plus pénible c'est l'odeur insupportable, plus ou moins fétide et écœurante dont ils sont poursuivis et qu'ils répandent autour d'eux. En règle générale les lésions ne restent pas limitées au pharynx et la muqueuse nasale participe à l'inflammation, surtout la partie la plus reculée des cornets.

Parfois l'écoulement est plus abondant

encore et se fait alors non seulement par le pharynx mais aussi par les narines et cela surtout chez l'enfant.

Dans d'autres cas au contraire, les sécrétions plus épaisses, plus adhérentes, n'arrivent plus qu'à être expulsées incomplètement et nous avons vu plusieurs malades ne parvenir, qu'à de longs intervalles et après des efforts inouïs, à rejetter soit par le nez, soit plus souvent par la bouche, des masses de la grosseur d'une noisette, formées d'un magma de croûtes et de matières à demi-desséchées, d'une odeur repoussante.

Examen. — Par la rhinoscopie postérieure, on aperçoit les arrière-cavités nasales recouvertes de sécrétions visqueuses, muco-purulentes, gris jaunâtre, qui, derrière le voile du palais, descendent peu à peu dans le pharynx buccal.

Ici encore, comme dans l'inflammation catarrhale, la muqueuse est rouge, épaissie, tuméfiée, vascularisée et au niveau de l'amyg-

dale pharyngée on voit souvent le pus sourdre des follicules et s'amasser dans les replis
de la muqueuse.

Quant aux modifications *anatomo-pathologiques*, elles sont identiques à celles que
nous avons observées dans le catarrhe chronique simple, hypertrophie du tissu conjonctif, dilatation des vaisseaux, abondance des
globules blancs, formation de tissu fibreux
etc. et sur lesquelles nous croyons inutile de
revenir.

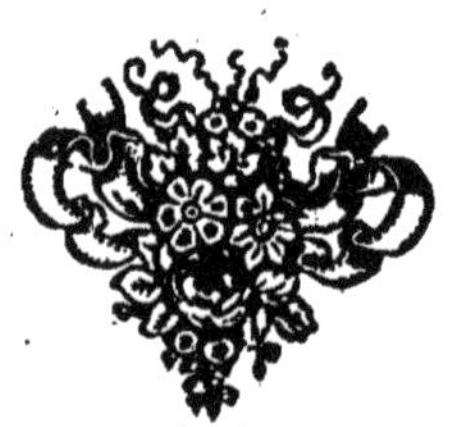

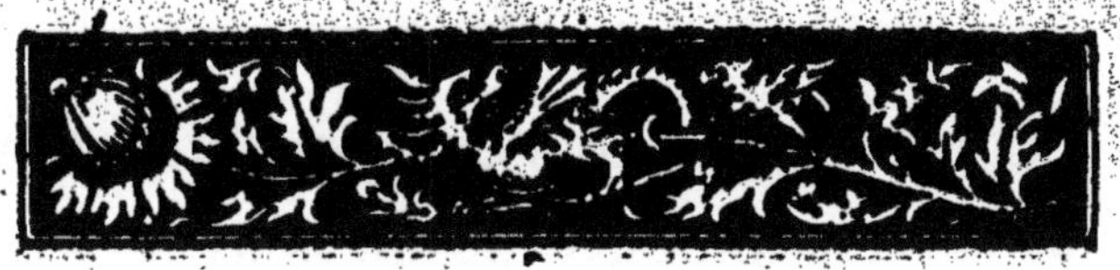

CHAPITRE V

RHINO-PHARYNGITE GRANULEUSE. CATARRHE GLANDULEUX NASO-PHARYNGIEN

Définition. —Bien que, souvent, la pharyngite granuleuse s'accompagne de l'hypertrophie de l'amygdale pharyngée, nous laisserons volontairement de côté ces cas où toute l'importance doit être donnée aux végétations adénoïdes, pour nous occuper exclusivement de cette variété de pharyngite chronique passant souvent inaperçue, et caractérisée, outre l'existence d'un certain degré d'inflammation catarrhale, par la présence de granulations dues à l'hypertrophie des glandules et des follicules clos qui tapissent la muqueuse.

Et cela, sans que l'examen rhinoscopique ou les symptômes permettent de reconnaître la présence de tumeurs adénoïdes du pharynx.

Etiologie. — Comme causes générales, on ne peut guère invoquer que celles dont nous avons déjà parlé au sujet du catarrhe naso-pharyngien. Peut-être cependant faut-il attribuer ici une action prédominante au tempérament lymphatique.

Les irritations répétées de la muqueuse par les poussières, le froid, les alcools doivent aussi entrer en ligne de compte, et il est également probable que les fièvres éruptives, produisant si fréquemment des inflammations du rhino-pharynx, agissent là encore comme cause favorisante.

Très fréquente chez l'enfant surtout et aussi bien chez les garçons que chez les filles puisque sur 48 cas observés plus des deux tiers appartenaient à des sujets au-dessous de

6 ans, la pharyngite granuleuse n'est cependant pas rare chez l'adulte.

Signes et Symptômes. — Moins accentués encore que dans les formes précédemment décrites, les symptômes de la pharyngite granuleuse s'établissent peu à peu et sans donner lieu à aucune réaction. Aussi la plupart du temps passe-t-elle ignorée des malades.

Et ce n'est, le plus souvent, qu'à l'apparition de quelque complication : d'un peu de surdité, d'un enrouement persistant de la voix ; ou bien quand le catarrhe, qui en général l'accompagne, augmente d'intensité, que les malades s'adressent ou sont amenés au médecin.

A *l'examen* de la gorge, on aperçoit la muqueuse, parfois rouge, parfois ayant conservé sa coloration normale, hérissée de petites saillies plus ou moins rapprochées et de volume variable, mais dépassant rarement la grosseur d'un grain de chènevis.

Si, à l'aide du miroir laryngoscopique, on

examine le pharynx nasal, on ne constate pas la présence de volumineuses végétations disposées en choux-fleurs ou en grappes se détachant de la paroi supérieure ; mais on s'aperçoit que la région de l'amygdale pharyngée est rouge, tomenteuse et donne lieu, comme dans le pharynx buccal, à la production de petites saillies plus ou moins arrondies nettemement distinctes les unes des autres.

Et ces granulations sont dues les unes aux follicules hypertrophiés, les autres aux glandes mucipares distendues par le mucus.

Au niveau des piliers postérieurs, derrière la luette, au-dessus du voile du palais, même aspect et même abondance de granulations saillantes, plus ou moins arrondies ou ovalaires et se continuant avec celles de la région bucco-pharyngienne.

Atteint par le processus morbide la muqueuse présente le plus souvent un état catarrhal assez avancé. Elle est irrégulière et amincie par places, épaissie dans d'autres par suite de la tuméfaction des glandes acineuses.

Les vaisseaux sanguins, et particulièrement les veines, dilatés, forment un relief à la surface et il existe parfois de véritables varices pharyngiennes.

Anatomie pathologique. — L'étude des lésions anatomo-pathologiques est aujourd'hui bien complète, grâce surtout aux travaux de M. Cornil et Ranvier (1). Si l'on pratique une coupe de la muqueuse au niveau d'une granulation, le revêtement épithélial apparaît épaissi, ainsi que le corps papillaire et le chorion, plus ou moins infiltré de leucocytes. Le relief de la granulation est presque entièrement formé par le follicule clos qui en occupe le centre. Parfois plusieurs follicules contigus peuvent se réunir et former alors ces grosses granulations dont le volume atteint quelquefois celui d'un pe-

1. *Manuel d'histologie pratique* tome II.

tit pois. Et entre ces follicules ou sur leur
bord passe le conduit excréteur des glandes
acineuses. Notons enfin une hypertrophie,
souvent considérable, du tissu conjonctif li-
mitant les follicules et qui entre aussi pour
une part dans la constitution de la granulation.

DEUXIÈME PARTIE

CHAPITRE VI.
COMPLICATIONS DES INFLAMATIONS CHRONIQUE DU NASO-PHARYNX.

Telles sont décrites, rapidement, les quatre grandes formes que peuvent revêtir les inflammations chroniques du pharynx nasal et dont la connaissance est d'un intérêt si réel et si considérable étant données leur fréquence et la gravité de leurs complications.

Nous nous réservons de montrer, dans un chapitre spécial, la nécessité de l'antisepsie des arrière-fosses nasales, si l'on veut éviter les accidents de voisinage par contagion, et les infections secondaires ; et cela non seulement dans les inflammations chroni-

ques si favorables au développement des micro-organismes de toute nature, mais encore
dans les maladies infectieuses qui intéressent si souvent le rhino-pharynx.

Et ce que nous allons décrire ici, en nous
appuyant sur nos observations personnelles,
ce sont les complications qui résultent de la
propagation de l'inflammation aux organes
voisins et certains troubles nerveux réflexes
dont l'origine est si fréquemment méconn-
nue.

Et en effet, il y a une relation très étroi-
te entre les maladies du pharynx et celles
de la trompe d'Eustachi, de l'oreille moyenne, des voies lacrymales, du tube digestif.
Il est très rare qu'une d'entre elles existe
seule et bien souvent il faut rechercher dans
le rhino-pharynx la cause du mal d'un or-
gane éloigné pour lequel on est consulté.

A) COMPLICATIONS AURICULAIRES.

Tapissé par une muqueuse qui est en continuité directe, au moyen de la trompe d'Eustachi, avec celle de la caisse du tympan, le rhino-pharynx se trouve intimement uni à l'oreille, et cette continuité de muqueuse les rend presque solidaires en pathologie. Aussi l'inflammation du pharynx nasal s'accompagne-t-elle en général d'engouement, de tuméfaction de la muqueuse tubaire et consécutivement d'otite moyenne subaiguë ou chronique.

Sur soixante-quinze malades atteints d'otite moyenne, que nous avons examinés à la clinique de M. le docteur Rattel, au hasard et dans l'ordre où ils se présentaient à la consultation, nous avons pu, d'une façon presque constante, constater des lésions des arrière-cavités nasales, cause certaine des trou-

D.   3.

bles accusés par le malade du côté de l'oreille.

Tantôt les accidents sont dus simplement à une obstruction de la trompe causée par l'hypertrophie de la muqueuse et à la raréfaction consécutive de l'air dans la caisse, ce dont on se rend compte facilement par l'examen du tympan (dépression de la membrane tympanique, saillie de l'apophyse externe et raccourcissement du manche du marteau, etc.) et dont on a la confirmation par le cathétérisme. Tantôt à la propagation directe de l'inflammation à la muqueuse de la caisse, ce qu'indiquent l'épaisissement du tympan, son aspect dépoli, sa teinte laiteuse, sa transformation fibreuse.

Cette proportion considérable d'otites moyennes à la suite des divers états pathologiques des cavités naso-pharyngiennes peut au premier abord sembler exagérée. Et cependant elle est scrupuleusement exacte. Assurément les otites moyennes peuvent avoir une autre étiologie et les traumatismes, les maladies

générales ou virulentes (syphilis, tuberculose), les fièvres éruptives et les maladies infectieuses doivent aussi entrer en ligne de
compte, mais pour une part bien moindre;
et encore dans ces derniers cas le pharynx
est-il presque toujours le point de départ de
l'infection.

Aussi, pour nous, chaque fois que l'on se
trouve en présence d'une otite moyenne, l'examen du *cavum nasale* doit être pratiqué, alors
même, ce qui arrive la plupart du temps, que
le malade n'attire pas l'attention sur cette région.

C'est là un point d'une importance capitale, puisque du diagnostic de ces lésions dé-
rive un traitement rationnel et réellement
efficace des otites moyennes.

Si nous considérons, en effet, ces otites
moyennes comme consécutives à une inflammation du rhino-pharynx, il est bien évident
que c'est contre ces lésions qu'il faudra tout
d'abord diriger ses efforts et que ce n'est
qu'une fois cette cause supprimée, qu'il sera

possible d'obtenir un résultat certain du côté de l'oreille.

Nous allons maintenant exposer, en les résumant, quelques-unes des nombreuses observations que nous avons pu recueillir.

OBSERVATION I (Personnelle).

OTITE MOYENNE DOUBLE. RHINO-PHARYNGITE CARTARRHALE CHRONIQUE.

Ch. Victor, 51 ans, employé de commerce.

Se présente à la consultation le 4 avril 1895, en se plaignant d'un écoulement assez abondant de l'oreille droite et d'une surdité commençante de l'oreille gauche.

L'écoulement dure depuis 3 semaines environ et s'est établi sans grande douleur et sans causes apparentes.

Pas d'antécédents.

Diagnostic. — Otite moyenne suppurée gauche.

Les lésions moins avancées à droite indiquent une otite moyenne catarrhale chronique.

A l'examen, le rhino-pharynx apparaît rouge, congestionné, couvert de mucosités : rhino-pharyngite catarrhale chronique.

OBSERVATION II (Personnelle).

OTITE MOYENNE DOUBLE. CATARRHE CHRONIQUE DU NASO-PHARYNX.

S. Charles, 29 ans, homme de peine.

Le 19 avril 1895, vient consulter pour des bourdonnements et une diminution très marquée de l'ouïe surtout à gauche.

La surdité a débuté il y a 6 mois et s'est accrue progressivement. Elle a été précédée de bourdonnements qui persistent.

A gauche, l'examen montre la membrane tympanique déprimée et épaissie. Le manche du marteau est relevé, le triangle lumineux disparu.

Mêmes lésions à droite moins accentuées.

Le cathéter prouve l'obstruction des trompes et amène de l'amélioration.

Diagnostic. — Catarrhe chronique des caisses et des trompes avec obstruction tubaire.

Le rhino-pharynx offre les lésions d'une inflammation catarrhale chronique intense et déjà ancienne.

OBSERVATION III (Personnelle).

OTITE MOYENNE PURULENTE DOUBLE. RHINO-PHA-RYNGITE PURULENTE.

L. Albert, 21 ans, imprimeur.

24 mai 1895, vient consulter pour un écoule-ment purulent des 2 oreilles qui dure depuis 1 mois 1/2 environ.

Les accidents ont débuté à peu près en même temps des deux côtés.

L'ouïe est considérablement diminuée.

Le malade a eu précédemment des bourdon-nements disparus depuis l'apparition de la sup-puration.

Diagnostic. — Otite moyenne suppurée double avec larges perforations des membranes du tympan.

Pharynx. — Rhino-pharyngite purulente avec croûtes tapissant la muqueuse.

OBSERVATION IV (Personnelle).

OTITE MOYENNE CATARRHALE DOUBLE. NASO-PHA-RYNGITE GRANULEUSE.

C. Jeanne, 10 ans 1/2.

Le 12 juillet 1895. L'enfant n'entend pas très

bien depuis près de 2 ans et fait souvent répéter. Se plaint d'avoir aussi des sifflements dans les oreilles.

A eu la rougeole en 1893.

A l'examen des oreilles : dépression des membranes tympaniques. Saillie très prononcée de l'apophyse externe du manche du martèau.

Diagnostic. — Catarrhe chronique des caisses et des trompes.

Tout le pharynx buccal et nasal est recouvert de mucosités et hérissé de grosses granulations.

La muqueuse est rouge et tuméfiée.

Diagnostic. — Rhino-pharyngite granuleuse et catarrhale.

Ouïe normale en 1 mois grâce au traitement des lésions pharyngées aidé du cathétérisme.

OBSERVATION V (Personnelle).

CATARRHE DES CAISSES ET DES TROMPES. RHINO-PHARYNGITE SÈCHE.

M. Joseph, 42 ans, doreur.

Se présente à la consultation le 9 août 1895.

Se plaint de surdité et de bourdonnements, surtout à gauche, accompagnés parfois de douleurs de ce même côté. Les accidents remontent à plusieurs années.

Pas d'antécédents.

A l'examen, on constate de l'épaississement et de la dépression des membranes tympaniques dans le 1/3 antérieur surtout. A gauche, le tympan est, de plus, rouge, vascularisé.

Diagnostic. — Catarrhe chronique des caisses et des trompes avec poussées subaiguës à gauche.

Pharynx. — Rhino-pharingite sèche. Croûtes noirâtres tapissant la muqueuse.

OBSERVATION VI (Personnelle).

OTITE MOYENNE CATARRHALE, OBSTRUCTION TUBAIRE
RHINO PHARYNGITE CATARRHALE CHRONIQUE.

M. Jules, 47 ans, pharmacien.

Surdité très accentuée à gauche datant de 5 ans. S'est établie peu à peu et sans douleurs.

Vient consulter le 16 août 1895, pour des bourdonnements à droite et une diminution de l'ouïe.

Pas de maladies antérieures si ce n'est de fréquents maux de gorge accompagnés de laryngite.

Examen. — Déformation et épaississement du tympan à gauche avec plaques calcaires.

Abolition du triangle lumineux.

A droite, dépression de la membrane tympanique, manche du marteau légèrement relevé.

Le sondage, en montrant l'obstruction des trompes amène une amélioration à droite.

Pharynx (1). — Rhino-pharyngite catarrhale chronique avec tous ses signes.

Quelques granulations.

Le traitement amène une guérison complète à droite (acuité normale, disparition des bourdonnements) en 3 semaines.

B) COMPLICATION DU COTÉ DES VOIES AÉRIENNES

Laissant de côté les névroses réflexes et les infections microbiennes secondaires (tuberculose, pneumonie), sur lesquelles nous aurons à revenir plus loin, nous allons nous

1. Dans toutes ces observations et dans celles qui suivent, les fosses nasales proprement dites présentaient peu ou pas de lésions, et l'inflammation se trouvait localisée presque exclusivement au rhino-pharynx.

occuper exclusivement ici des relations qui existent entre certaines laryngites, trachéites, trachéo-bronchites chroniques ou à répétition et les inflammations chroniques du pharynx nasal.

Et souvent, en effet, est-il facile d'expliquer la fréquence de ces enrouements, de ces « rhumes » chez les individus porteurs d'affection naso-pharyngienne.

Tantôt il s'agit d'une propagation de proche en proche du processus inflammatoire, qui gagnera ainsi le larynx, la trachée, les bronches même, puisqu'il n'existe entre les muqueuses naso-pharyngienne, laryngo-trachéale et bronchique, aucune solution de continuité, par conséquent aucun obstacle à l'extension de l'affection primitivement locale.

Tantôt l'origine en sera dans la chute des produits de secrétion, des croûtes tombant dans la cavité laryngienne.

Enfin, dans bien des cas, c'est dans l'obstacle au passage de l'air par les cavités na-

so-pharyngiennes, obstacle causé par le bour-
soufflement de la muqueuse congestionnée
et les mucosités plus ou moins épaisses qui
remplissent les arrière-fosses nasales,
qu'il faudra chercher la cause des accidents. L'air arrivant alors directement en
contact avec le larynx et les bronches, sans
avoir été réchauffé et purifié, devient une
cause permanente d'irritation.

Aussi, avons-nous pu observer de fréquents exemples, parmi lesquels nous en
choisirons quelques-uns pour les exposer
rapidement, de ce retentissement sur les
voies respiratoires des affections chroniques
du pharynx nasal. Et cette étiologie a été
confirmée, dans presque tous les cas, par
l'efficacité du traitement, dirigé surtout
contre les lésions primitives.

OBSERVATION I (Personnelle).

**LARYNGITE CHRONIQUE, RHINO-PHARYNGITE
PURULENTE CHRONIQUE**

G. Jean, 37 ans, cocher,

Vient consulter le 23 janvier 1895 pour une pharyngite purulente qui a débuté il y a environ 2 ans. Il se plaint d'avoir continuellement du pus dans la gorge, et de rendre tous les matins, après des efforts d'expuition, des masses de matières caseuses, formées de croûtes brunâtres à demi-desséchées. La muqueuse couverte de sécrétions muco-purulentes est rouge et hypertrophiée.

A eu un érysipèle de l'oreille il y a six à huit semaines.

A plusieurs reprises a été atteint de poussées aiguës de laryngo-trachéites se traduisant par de l'enrouement, de la sensibilité du larynx et de la toux avec légère expectoration.

Actuellement se présente avec une aphonie presque complète datant de cinq mois qui l'a décidé à venir consulter. Rien à l'auscultation.

Au laryngoscope : rougeur diffuse et gonflement au niveau des aryténoïdes. Rougeur et épaississement des cordes vocales supérieures et inférieures tuméfiées et recouvertes de mucosités.

Un traitement est institué surtout contre la rhino-pharyngite (irrigations, badigeonnages) avec quelques cautérisations laryngées à la résorcine.

Deux mois après grande amélioration qui va en s'accentuant. Depuis pas de rechutes.

OBSERVATION II (Personnelle).

LARYNGITE CHRONIQUE, RHINO-PHARYNGITE SÈCHE.

Le 12 mai 95.

P. François, 43 ans, épicier.

N'a jamais été malade jusqu'à l'âge de 40 ans. Depuis cette époque a remarqué que sa voix devenait rauque et enrouée par intervalles d'abord, et que depuis plus d'un an elle est restée telle d'une façon persistante.

Se plaint en outre d'une petite toux sèche et continue que rien n'arrive à calmer.

Légers bourdonnements d'oreilles dus à une obstruction des trompes.

Rien à l'auscultation.

A l'examen du pharynx nasal et de la gorge, la muqueuse apparaît sèche, luisante, couverte par place de croûtes desséchés : tous les signes en un mot, de la rhino-pharyngite sèche atrophique.

Au laryngoscope, on constate de la rougeur diffuse des cordes vocales qui sont couvertes de croûtes semblables à celles du rhino-pharynx. Il y a en outre quelques granulations.

Le traitement de la rhino-pharyngite sèche est institué, auquel on ajoute quelques pansements du larynx à la résorcine et au chlorure de zinc.

En même temps qu'une amélioration très notable du côté du pharynx, on constate bientôt une sédation presque complète des accidents laryngés.

OBSERVATION III (Personnelle).

TOUX ET LARYNGITE CHRONIQUES, CATARRHE NASO-PHARYNGIEN CHRONIQUE.

M. Albert, 42 ans.

Se présente à la consultation le 23 juillet 1895 pour un enrouement de la voix et un chatouillement insupportable de la gorge qui le force à tousser continuellement et cela depuis plus d'un an.

Pas d'antécédents. Rien à l'auscultation.

Larynx. — Peu de lésions des cordes vocales si ce n'est un peu de rougeur mais encombrement muqueux de toute la région.

Pharynx. — Catarrhe naso-pharyngien intense.

Traitement. — Irrigations nasales postérieures. Badigeonnages.

Un mois après guérison presque complète de la rhino-pharyngite catarrhale. Abolition de la toux. Voix normale.

OBSERVATION IV (Personnelle).

LARYNGITE CHRONIQUE, RHINO-PHARYNGITE SÈCHE.

G. Antoine, 30 ans, mécanicien.

Nous consulte le 30 août 1895, pour un enrouement sans douleur ni toux, durant depuis plus de six mois et dont il ne peut se guérir.

Pharynx. — Aspect sec, brillant. Peu de mucosités, mais elles sont très adhérentes à la muqueuse. Rhinite sèche atrophique localisée surtout à la partie postérieure des cornets. Pas d'odeur.

Larynx. — Epaississement et rougeur des cordes vocales qui sont recouvertes d'un enduit grisâtre et visqueux.

Disparition de l'enrouement sous l'influence du traitement naso-pharyngien.

OBSERVATION V (Personnelle).

**LARYNGO-TRACHÉITE CHRONIQUE, CATARRHE
DU NASO-PHARYNX**

E. Louis, 47 ans, employé.

Se présente à la consultation le 1er juillet 1895, se plaignant d'être sujet à des laryngo-trachéites, passagères mais fréquentes se traduisant par de l'enrouement, de la toux et une expectoration peu abondante.

Auscultation normale.

Diagnostic. — Rhino-pharyngite catarrhale chronique avec mucosités très abondantes.

Larynx. — Rougeur et épaississement des cordes vocales inférieures et des premiers anneaux de la trachée.

Traitement. — Irrigations nasales antérieures et postérieures, gargarismes.

Pansements intra-laryngiens (chlorure de zinc).

Amélioration considérable du pharynx un mois après le début du traitement.

Disparition des phénomènes laryngés et bronchiques qui ne se sont pas reproduits depuis.

OBSERVATION VI (Personnelle)

LARYNGITE CHRONIQUE, RHINO-PHARYNGITE SÈCHE

B. Alice, 38 ans, couturière.

État général satisfaisant mais tousse depuis plusieurs années avec expectoration abondante et très sale.

Voix très vite fatiguée et facilement couverte.
Vient consulter le 26 août 95.

Diagnostic. — Rhino-pharyngite sèche. Muqueuse rouge et tapissée de mucosités desséchées.

Au laryngoscope : Etat inflammatoire des cordes vocales. Croûtes dans le larynx et à l'entrée de la trachée.

Traitement. — Badigeonnages du larynx. Irrigations nasales postérieures et antérieures. Vaporisations.

La guérison est presque complète en octobre 1895 ; guérison qui jusque-là n'avait pu être obtenue par les traitements locaux institués, le pharynx malade entretenant les lésions laryngées.

C) COMPLICATIONS DU COTÉ DE L'APPAREIL DE LA VISION

Déjà, au XVIII° siècle, Richter soutenait que certaines lésions du sac lacrymal relevaient d'affections nasales et Vetge, en 1786, signalait les troubles oculaires dans les suppurations naso-pharyngiennes.

Plus tard Ziem (1) reprend la question et

1. Annales de Gougenheim, 1893.

montre les rapports qui peuvent exister entre les maladies de l'appareil de la vision et celles du rhino-pharynx, et on peut dire aujourd'hui que les affections oculaires dont on n'a pas découvert la cause dans un état pathologique siégeant dans les arrière-fosses nasales sont assez rares.

Et cela n'a rien de surprenant quand on considère les liens qui unissent ces deux régions : continuité de muqueuses, rapports de voisinage, communauté d'innervation et de vascularisation.

Aussi sans être taxé d'exagération, on peut affirmer que près de la moitié des affections de l'œil ou de ses annexes relèvent de lésions naso-pharyngiennes directement ou indirectement : tantôt par simple propagation des accidents inflammatoires, tantôt par les vaisseaux sanguins ou lymphatiques, parfois, enfin, comme nous le verrons plus loin, par migration de germes infectieux.

Dans le plus grand nombre des cas les

relations pathologiques de l'œil et du rhino-pharynx s'établissent par les voies lacrymales.

Entretenu par les inflammations chroniques du pharynx supérieur, le catarrhe chronique des méats peut gagner le canal nasal, le sac lacrymal, les canalicules, la conjonctive, et donner lieu à ces suppurations interminables et rebelles, si dangereuses pour la cornée, et qui peuvent compromettre la vision.

Dans d'autres cas, c'est l'obstruction de ces voies lacrymales qui est le point de départ des accidents : la rétention des larmes qui en est la conséquence donnant lieu secondairement à des affections du sac et par extension de la conjonctive et de l'œil.

Et ce retentissement des lésions rhino-pharyngiennes sur l'appareil de la vision que nous avons pu constater plusieurs fois d'une façon évidente, est encore confirmé par les résultats que donne le traitement des inflammations des arrières-cavités nasales. On voit, en effet, des maladies de l'œil et de ses annexes rebelles à toute médication locale, céder facilement et guérir quand on y adjoint une thérapeutique appropriée des lésions pharyngiennes concomittantes et souvent primitives.

- Et cette dépendance des lésions oculaires et naso-pharyngiennes, nous l'avons constatée dans bon nombre d'observations dont nous allons résumer quelques-unes.

OBSERVATION I (Personnelle).

RHINO-PHARYNGITE SÈCHE. ÉPIPHORA.

D... Jeanne, 50 ans, couturière.

Se présente à la consultation, le 24 juin 1895, en se plaignant d'une sensation de gêne, de chaleur, de picotement de la gorge avec rejet fréquent de mucosités et de croûtes, tantôt par le nez, plus souvent par la bouche.

Pas d'antécédents.

Les accidents ont débuté il y a environ quinze mois.

Depuis le mois de mars, les larmes, du côté

droit, se sont mises à couler le long de la joue, d'une façon intermittente d'abord, et quand la malade s'exposait à l'air ou au froid ; actuellement d'une façon continue.

Diagnostic. — Rhino-pharyngite sèche marquée surtout à droite et épiphora du même côté, dû à l'obstruction du canal lacrymal droit à son orifice inférieur.

Traitement. — Douches nasales antérieures et postérieures. Amélioration pharyngienne rapide.

Deux mois après l'institution du traitement les larmes ont repris leur cours.

OBSERVATION II (Personnelle).

RHINO-PHARYNGITE ET GRANULEUSE. FISTULE LACRYMALE.

L... André, 17 ans.

Scarlatine à cinq ans.

Se présente à la clinique, le 10 mars 1895, pour une otite double suppurée. L'écoulement remonte à cinq mois environ et les deux oreilles ont été prises simultanément.

Dans le courant du mois de mars le malade a constaté, dans l'angle interne de l'œil droit une petite tumeur qui grossit peu à peu puis s'ouvrit en donnant passage à du pus. Depuis les

D.   4.

larmes continuent à s'écouler sur la joue par la fistule.

A l'examen du rhino-pharynx, on constate tous les signes d'une pharyngite sèche intense. quelques granulations.

Diagnostic. — Otorrhée double et fistule lacrymale à droite à la suite d'une suppuration du sac : complications d'origine naso-pharyngienne.

OBSERVATION III (Personnelle).

RHINO-PHARINGITE SÈCHE. EPIPHORA DOUBLE.

D... Jules, 33 ans, employé.

Se plaint d'avoir, depuis très longtemps, une sensation de sécheresse et de brûlure dans la gorge et de cracher, surtout le matin, des mucosités visqueuses et des croûtes.

N'a jamais fait de maladie antérieure.

Vient consulter le 10 août 1898.

Il est porteur d'un double épiphora ayant débuté d'abord du côté gauche par du larmoyment et de la douleur à la lumière.

Trois semaines après l'affection gagnait le côté droit.

Pharynx. — Rhino-pharyngite sèche atrophique.

Diagnostic. — Epiphora double par obstruction des voies lacrymales due à une propagation d'une inflammation chronique du pharynx nasal.

Traitement. — Irrigations nasales antérieures et postérieures. Badigeonnages.

Un mois après, les larmes avaient repris leur cours à droite. Grande amélioration à gauche.

OBSERVATION IV (Personnelle).

RHINO-PHARYNGITE PURULENTE. CONJONCTIVITE CHRONIQUE.

F... Alice, 45 ans, couturière.

Est atteinte depuis plus d'un an d'un catarrhe muco-purulent du pharynx nasal.

Pas d'antécédents.

Se présente à la consultation, le 13 août 1895, avec des troubles oculaires remontant à quatre mois et se traduisant par du gonflement des paupières, du larmoyment, de la sensibilité à la lumière. Les yeux sont rouges et les vaisseaux sous-conjonctivaux injectés.

N'a obtenu aucun résultat appréciable d'un traitement local.

Nous instituons un traitement dirigé, presque exclusivement contre les lésions du pharynx nasal, qui amène rapidement la sédation de tous les symptômes oculaires.

OBSERVATION V (Personnelle).

RHINO-PHARYNGITE PURULENTE. DACRYOCYSTITE PURULENTE DOUBLE.

R... Lucienne, 51 ans, domestique.

Vient consulter, le 21 juin 1895, pour une diminution de l'ouïe surtout à droite et des bourdonnements, et cela depuis environ un mois.

Elle se plaint, en outre, d'avoir constamment du pus dans la gorge et d'expectorer sans cesse des crachats visqueux, épais, purulents.

A l'*examen*, il est facile de constater tous les signes d'un catarrhe purulent naso-pharyngien très accentué.

Du côté des oreilles : catarrhe chronique des caisses et des trompes avec obstruction tubaire.

Mais ce qui frappe surtout en regardant la malade, c'est la présence, dans l'angle interne des yeux, d'une tumeur, de la grosseur d'une noisette, molle, fluctuante, et due à la distension du sac lacrymal.

Par la pression on fait sourdre par le point lacrymal inférieur une assez grande quantité de liquide franchement purulent, et la tumeur s'efface et disparait.

C'est du reste, une petite manœuvre que pratique la malade elle-même tous les matins.

L'apparition de ces tumeurs remonte au mois de mai et elles ont rapidement atteint leur volume actuel.

Diagnostic. — **Dacryocystite double purulente.**

Traitement. — **Dirigé surtout contre les lésions naso-pharyngiennes. Irrigations antérieures et postérieures. Badigeonnage à la résorcine.**

Pour les troubles de l'ouïe : cathétérisme des trompes.

Simple lavage des yeux à l'eau boriquée tiède.

Le 8 août, époque à laquelle nous avons revu la malade pour la dernière fois l'acuité auditive est redevenue normale, les bourdonnements sont disparus.

Le rhino-pharynx est très amélioré et il

n'existe plus guère qu'un état catarrhal léger et un peu d'hypersécrétion.

A droite la dacryocystite est radicalement guérie ; à gauche, le sac lacrymal se remplit encore, mais tous les quatre ou cinq jours seulement, d'un liquide jaunâtre, légèrement louche.

d) COMPLICATIONS DU COTÉ DES VOIES DIGESTIVES.

Moins communes peut-être que les précédentes, mais surtout, croyons-nous, moins évidentes et moins recherchées, les complications qu'entraînent les rhino-pharyngites chroniques du côté des voies digestives n'en existent pas moins et il y a souvent une association du catarrhe naso-pharyngien et du catarrhe gastrique, une relation de cause à effet entre la première et la seconde de ces deux affections.

Nous ne ferons que signaler ici, la gêne, la douleur à la déglutition qui existent si souvent dans les inflammations de la muqueuse pharyngée ; nous rappellerons seulement les nausées et les vomissements qui accompagnent les efforts que font les malades, le matin surtout, pour expulser les mucosités et les sécrétions desséchées, accumulées dans le naso-pharynx pendant la nuit.

Plus curieuses et plus intéressantes sont les complications du côté de l'estomac.

Déjà, tout en reconnaissant que les troubles dyspeptiques peuvent n'être que le résultat de la coexistence d'une affection de l'estomac avec la rhino-pharyngite, M. Deumier (1) ajoute : « Sans avoir jamais rencontré un cas type de gastrite catarrhale, nous avons observé cependant chez un certain nombre de femmes des symptômes d'embarras gastrique et de dyspepsie. Elles nous racontaient que le matin, au réveil, elles avaient des nausées, des vomissements ; qu'elles perdaient l'appétit, qu'après les re-

1. Thèse Paris, 389. *De la rhinite atrophique et de l'ozène.*

pas elles avaient de la congestion de la face, des éructations, de la douleur ; accidents que dans une certaine limite on peut attribuer aux mucosités et aux croûtes qu'avalent les malades. »

Dans la rhino-pharyngite, dit Bosworth (1), il y a secrétion d'un mucus épais, grisâtre, opaque qui est expulsé en grande quantité. Cette secrétion semble jusqu'à un certain point aggraver les troubles gastriques préexistants ; elle donne naissance à des nausées, à des vomissements et l'appétit en même temps diminue considérablement.

Enfin L. C. Fischer (2) de New-York a signalé la fréquente association, chez les enfants, de la naso-pharyngite catarrhale et du catarrhe gastrique, et il attribue cette affection de l'estomac à la déglutition du muco-pus secrété dans les arrière-fosses nasales.

1. *Diseases of the nose* (502).
2. *Medical Record*, 13 juin 1891 (Naso pharyngeal catarrh a causative fatoor in gastric catarrh).

Et nous avons observé assez souvent des malades porteurs de lésions chroniques du naso-pharynx, se plaignant de troubles digestifs et de douleurs d'estomac, de manque d'appétit et d'amaigrissement, accidents que nous avons cru pouvoir, dans bien des cas, rapporter à ces lésions même de la muqueuse rhino-pharyngée.

Et cela d'autant plus sûrement, que souvent, un traitement tout local dirigé contre la rhino-pharyngite, amenait une sédation et une amélioration rapide des accidents gastriques.

Aussi, sans vouloir exagérer l'importance de cette pathogénie de certaines affections des voies digestives, nous croyons que ce fait clinique de la guérison à la suite du traitement des inflammations chroniques du pharynx a son importance et est bon à retenir.

C'est ainsi que nous avons pu obtenir, il y deux mois à peine, un cas de guérison remarquable de catarrhe stomacal (perte d'appétit, vomissements, douleur, etc.) chez une

malade atteinte de catarrhe naso-pharyngien, et ce par un simple traitement des lésions des arrière-fosses nasales alors que
toutes les médications gastriques n'avaient
donné aucun résultat appréciable.

e) TROUBLES NERVEUX D'ORIGINE NASO-PHARYNGIENNE.

Entrevues depuis longtemps déjà les névroses d'origine nasale sont aujourd'hui bien
étudiées et bien connues. Mais si les fosses
nasales sont souvent le point de départ de
ces troubles réflexes, souvent aussi les affections de l'arrière-cavité naso-pharyngienne
doivent être incriminées et ce point, croyons-
nous, a été un peu trop négligé.

Et en effet, outre que dans bien des cas
les lésions des fosses nasales s'accompagnent
de phénomènes morbides du côté du naso-
pharynx, parfois aussi il nous a été donné

d'observer des cas où le nez était indemne alors qu'il existait une inflammation du rhino-pharynx, cause certaine des troubles nerveux concomittants.

Très nombreux, ces phémonènes réflexes sont aussi de nature bien diverse. Tantôt ce sont des paresthésies pharyngées rebelles, se traduisant par des sensations de sécheresse, de brûlure, de picotement, de corps étrangers qui forcent le malade à faire de fréquents efforts de toux, d'expectoration, de déglutition.

Tantôt ce sont des céphalalgies plus ou moins violentes depuis la simple sensation de compression et d'endolorissement jusqu'aux douleurs les plus insupportables qui occupent la région de la nuque, la partie postérieure de l'occipital avec de fréquentes irradiations vers le front et les tempes.

Ces névralgies peuvent avoir une origine purement réflexe ; mais souvent aussi il faut invoquer un autre mécanisme et penser aux anastomoses du pneumogastrique, du glosso-

pharyngien et du trijumeau avec les premières paires cervicales.

Parfois ce sont des troubles de la parole
(bégaiement, aphonie, etc.) ou des spasmes ré-
pétés de la glotte s'accompagnant de dyspnée
intense et pouvant se propager à la trachée
et aux bronches. La rhino-bronchite spas-
modique, les accès d'asthme en sont des
exemples.

Netchaieff (1) cite un cas de spasme œso-
phagien d'origine réflexe dû à des lésions du
naso-pharynx.

Certains troubles observés du côté de
l'appareil de la vision reconnaissent encore
la même pathogénie et les exemples de lar-
moyement, de blépharospasme rebelle, de
contracture choréique des paupières (Trousseau), de kérato-conjonctivite (Ziem) dus à
des irritations du trijumeau à la suite de lésions naso-pharyngiennes ne sont par rares.

Enfin certains vertiges, certains cas

1. Medilz inskole oboznièe 88 *in Jour. of lary and rhi.*

d'hystérie (1) et de chorée ont pu être rapportés à des inflammations chroniques du naso-pharynx et en Allemagne Schneider (2) rapporte six cas d'épilepsie réflexe guérie par un traitement local dirigé contre les affections des arrière-fosses nasales.

Mais il est bon de faire remarquer ici que toute rhino-pharyngite ne s'accompagne pas fatalement de réflexes, de névroses, tant s'en faut.

Sans vouloir prétendre que ces manifestations nerveuses ne peuvent se produire exclusivement que chez les neurasthéniques et les prédisposés, il faut bien reconnaître que l'apparition de ces troubles est plus subordonnée à l'individu qu'à la lésion. Aussi dans bien des cas on pourra retrouver dans les antécédents hériditaires ou personnels un état particulier de nervosisme, une certaine irritabilité individuelle, sans laquelle les lésions naso-pharyngiennes n'auraient pas eu un pareil retentissement sur l'organisme.

1. Polo. *Gazette de Nantes,* sept. 1889.
2. *Berlin Klin. Woch.* octob. 1889.

OBSERVATION I (Personnelle).

RHINO PHARYNGITE CATARRHALE CHRONIQUE. CÉPHALALGIE.

G. Jean, 21 ans, professeur.
Vient consulter le 27 mai 1895.
Pas de maladies antérieures.
Souffre depuis plus d'un an de céphalalgie revenant fréquemment et localisée surtout au niveau de l'occipital.
Tous les traitements anti-névralgiques ont été sans résultats.
A l'examen du naso-pharynx on constate une inflammation catarrhale très intense.
Le traitement est institué, qui amène en très peu de temps une amélioration très sensible, les douleurs beaucoup moins fortes ne se reproduisant plus qu'à de longs intervalles.

OBSERVATION II (Personnelle).

RHINO-PHARYNGITE CARTARRHALE CHRONIQUE ET GRANULEUSE. MIGRAINES.

S. Eugène, 26 ans, employé de commerce.
Pas d'antécédents.
Se plaint depuis plusieurs années de migrai-

nes revenant presque tous les huit jours sans cause appréciable et occupant surtout la région frontale des deux côtés.

N'a pu obtenir jusqu'ici aucune amélioration.

La rhinoscopie permet de reconnaître une rhino-pharyngite granuleuse avec sécrétions abondantes.

Le traitement est commencé de suite (6 juin 1893).

Cautérisation des granulations, irrigations, badigeonnages.

Un mois après disparition presque complète des accès migraineux.

OBSERVATION III (Personnelle).

RHINO-PHARYNGITE CATARRHALE, VERTIGES.

M. Albert, 57 ans, coupeur d'habits.

Est venu consulter à la clinique au mois de juillet 95. Il se plaint d'éblouissements, de vertiges, accompagnés d'une perte de connaissance presque totale, et cela tous les jours et quelquefois plusieurs fois par jour.

Le début des accidents remonte en février 95.

Pas d'antécédents personnels ni héréditaires.

Le vertige s'annonce par une sensation de picotement et de constriction que le malade localise derrière le voile du palais et dans le fond de la gorge suivie bientôt de l'étourdissement qui force le patient à s'asseoir ou à s'appuyer contre un mur.

Naso-pharynx. — Inflammation catarrhale avec mucosités épaisses et abondantes.

Pas de lésions du côté des oreilles.

Traitement. — Lavages au naphtol. Badigeonnages à la résorcine.

Amélioration rapide et actuellement le malade reste des semaines entières sans accès.

OBSERVATION IV (Personnelle).

RHINO-PHARYNGITE PURULENTE, PARESTHÉSIE PHA-
RYNGÉE, CÉPHALALGIE

M. Frédéric, 42 ans, tabletier.

Souffre depuis deux ans d'une sensation continuelle de picotement, de chatouillement insupportables dans la gorge avec sensation de corps étranger le portant à faire de fréquents efforts de déglutition.

Il accuse en outre des névralgies fréquentes occupant surtout la région occipitale droite.

A l'examen pratiqué le 30 juillet 95, on diagnostique une rhino-pharyngite muco-purulente. La muqueuse est rouge et hypertrophiée.

Le traitement habituel est mis en pratique.

En trois semaines la paresthésie pharyngée disparait et deux mois après cessation des névralgies.

OBSERVATION V (Personnelle).

RHINO-PHARYNGITE SÈCHE, DYSPNÉE, ENROUEMENT.

Ch. Victor, 52 ans, tourneur en cuivre.

Vient consulter le 2 août 1895, en se plaignant d'enrouements subits allant quelquefois jusqu'à l'aphonie et d'accès de dyspnée revenant surtout la nuit et forçant le malade à s'asseoir sur son lit.

Le début de ces accidents remonte en 1893.

Larynx normal.

Auscultation normale.

Pas d'antécédents. Sujet très nerveux.

A l'examen: Rhino-pharyngite sèche, croûtes abondantes, quelques granulations sur la paroi postérieure du pharynx.

Traitement. — Cautérisation des granulations et fréquentes irrigations postérieures suivies de badigeonnages.

En même temps que s'accentuent les progrès de la guérison de la muqueuse pharyngée les accès de dyspnée et d'enrouement s'espacent de plus en plus et finissent par ne plus se produire, en octobre, que d'une façon exceptionnelle.

D.   6.

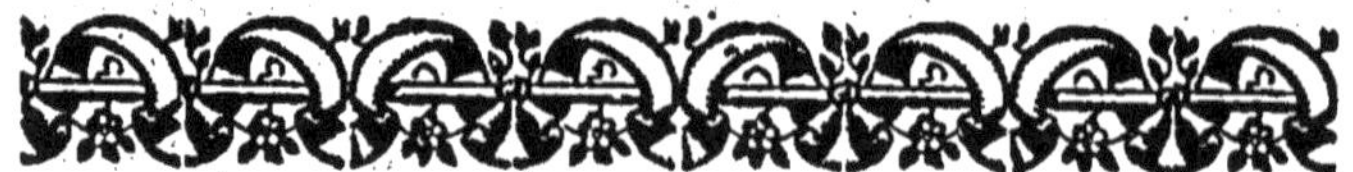

CHAPITRE VII

*a) Considérations générales et bactériologie du
rhino-pharynx. — Complications infectieuses
dans les inflammations chroniques.*

Telles sont les complications qui peuvent
résulter des inflammations chroniques du
naso-pharynx et en aggraver singulièrement
le pronostic.

Mais, pour si importantes qu'elles soient,
ces complications ne sont pas les seules, et
avant d'arriver au traitement, il nous reste à
aborder une question capitale et d'un intérêt pratique journalier : nous voulons parler

dès infections microbiennes d'origine naso-pharyngienne.

Placé entre les cavités nasales et buccales, cavités septiques par excellence, le rhino-pharynx est, par sa situation anatomique même, une sorte de carrefour des plus favorables à l'amoncellement et au développement des germes bactériens apportés par l'air extérieur ou par les aliments.

De plus, les arrière-fosses nasales sont peu accessibles aux moyens antiseptiques ordinaires (gargarismes, douches nasales antérieures, etc.), qui ne permettent guère de réaliser une asepsie suffisante de cette région : ce qui explique encore pourquoi y abondent tellement les micro-organismes de toute nature.

Microbes du naso-pharynx

Très difficile est la classification des germes trouvés dans les cavités naso-pharyngiennes, qui sont ceux, du reste, des voies aériennes supérieures. Et on ne peut guère, à quelques rares exceptions près, les diviser en pathogènes ou non pathogènes, puisque, sans danger pour la plupart, chez les individus sains, ils acquièrent tout à coup une grande virulence, quand les conditions physiologiques sont changées.

De plus, dans la majorité des cas, même dans ceux où la contagion paraît certaine, on ne peut trouver, au niveau des parties infectées, de micro-organismes spécifiques. Et alors même que la virulence de l'infection est considérable, l'examen n'a encore permis de découvrir que les microbes, souvent augmentés en nombre il est vrai, existant normalement chez les sujets sains.

C'est ainsi que d'une façon presque constante l'examen bactériologique nous a révélé, aussi bien dans le rhino-pharynx normal que dans le rhino-pharynx pathologique, la présence de *streptocoques* plus ou moins abondants, plus ou moins gros et d'aspect variant suivant les sujets, tantôt sous forme de longues chaînettes, tantôt isolés ou réunis par groupes de deux ou trois seulement.

Les *staphylocoques blancs ou dorés*, sont aussi d'une grande fréquence et souvent associés aux *streptocoques* ou à d'autres micro-organismes, tels que le *coli-bacile*, les *micrococcus albus et tetragenus*, le *micrococcus tenuis*, le *bacillus pyocyaneus*, le *leptohrix buccalis*. Signalé en 1888 par Netter (1) le *pneumocoque* de Tarlamon - Frankel a été retrouvé depuis bien des fois.

De même le *bacille de Kock* a pu être constaté dans les arrières-fosses nasales, non seulement chez les individus nettement tuberculeux, mais aussi chez les sujets ne présentant aucun signe de bacillose (Strauss) (2). Enfin le *bacille de Lœffler* se retrouve aussi parfois dans le pharynx normal et plusieurs

1. Société anatomique, février 1888.
2. Strauss. Académie de médecine, juillet 1894.

auteurs ont signalé sa persistance dans cette région à la suite d'angines diphtéritiques.

Tobiensen (1) en particulier, sur vingt-quatre sujets ayant été atteints de diphtérie, a retrouvé le baccille de Lœffler, après guérison, dans le naso-pharynx redevenu normal; fait d'une importance considérable au point de vue de la prophylaxie de la contagion.

Mais, dans les conditions physiologiques normales, tous ces micro-organismes sont le plus souvent inoffensifs. Car, sans parler du pouvoir bactéricide que posséderaient, pour certains auteurs, les sécrétions normales, le tissu lymphoïde si abondamment répandu dans tout le pharynx et surtout à sa partie supérieure, est un agent actif de défense grâce à la fonction phagocytaire qui lui est dévolue.

Et en effet, l'organisme vient-il à être menacé par les microbes? aussitôt les cellules lymphatiques entrent en action, englo-

_____

1. *Nordisk med. archiv.*, mai 1892.

bent tous les germes, s'opposent à leur passage et les détruisent, empêchant ainsi l'infection de gagner les régions voisines ou de se généraliser.

Mais que ces conditions physiologiques viennent à changer ; que la muqueuse soit atteinte dans sa structure et ses fonctions et que les sécrétions soient modifiées ; que l'organisme soit affaibli ou épuisé par une maladie quelconque ; alors les phagocytes ne peuvent plus suffire à leur rôle, ni lutter efficacement contre les germes dont la virulence est accrue, et les infections secondaires éclatent, les régions voisines sont envahies. Angines à répétition, laryngites, bronchites et broncho-pneumonies, tuberculose même, suppuration des voies lacrymales et otites moyennes suppurées, sinusites et parfois méningites, état infectieux généralisé, telles sont les suites de la migration des microbes des arrières cavités nasales.

Or, ces causes, si propices aux infections d'origine naso-pharyngienne, nous les retrouvons d'abord dans les inflammations chroniques de cette région que nous avons étudiées précédemment. Les lésions que présente alors la muqueuse font du pharynx un *locus minoris resistantiæ* où les microbes pullulent et accroissent leur virulence.

Aussi, comme nous l'avons vu, les cas de propagation infectieuse, ayant pour origine le rhino-pharynx ne sont-ils pas rares, et nous en avons observé à nouveau, il y a quelque temps, un cas frappant que nous allons résumer rapidement.

OBSERVATION I (Personnelle).

RHINO-PHARYNGITE PURULENTE, INFECTION GÉNÉRALISÉE

C. Théodore, 21 ans, étudiant en médecine.

Vient consulter à la clinique, le 17 mai 1895, pour un écoulement de l'oreille droite datant de plusieurs mois et des bourdonnements à gauche.

A eu la scarlatine à 5 ans. L'état général actuel n'est qu'à demi satisfaisant (faiblesse, perte d'appétit, etc.)

A été sujet, depuis quelque temps, à plusieurs poussées d'angines se traduisant par de la fièvre, de la rougeur de la gorge et des amygdales et de la gêne à la déglutition.

En même temps sont apparus en différents endroits et particulièrement le long du cou des ganglions assez volumineux dont l'un surtout, placé un peu au-dessous et en arrière de l'angle postéro-inférieur de la mâchoire inférieure, atteint le volume d'une noix. Il est dur, assez peu douloureux et son apparition remonte à trois mois environ.

L'ablation en a même été proposée.

A l'examen, on constate une rhino-pharyngite purulente avec sécrétions très abondantes.

L'examen bactériologique révèle la présence de nombreux streptocoques presque purs.

En interrogeant le malade, on apprend que depuis plus d'un an il avait tous les symptômes de l'inflammation chronique du pharynx nasal.

Aussitôt le traitement est institué : grands lavages antérieurs et postérieurs à la résorcine, badigeonnages, vaporisations.

Un mois après et sans aucun autre traitement, tous les ganglions étaient disparus ; l'état général était redevenu excellent.

En août, la suppuration de l'oreille était tarie le rhino-pharynx à peu près normal et il n'était plus survenu d'autres poussées d'angines.

Actuellement il ne reste que de légers bourdonnements traités par le cathétérisme.

Comme on le voit, il s'agissait bien là d'une infection d'origine naso-pharyngienne avec non seulement propagation vers les oreilles (otite suppurée) et la gorge (angines), mais aussi avec engorgement ganglionnaire et retentissement sur tout l'état général.

b) COMPLICATIONS INFECTIEUSES D'ORIGINE NASO-PHARYNGIENNE A LA SUITE DES MALADIES AIGUES ET DES FIÈVRES ÉRUPTIVES.

Mais ce n'est pas seulement dans ces inflammations locales que le rhino-pharynx histologiquement et physiologiquement modifié devient un milieu favorable à la multiplication et à l'accroissement en virulence des microbes.

Les fièvres éruptives telles que la rougeole, la scarlatine, la variole, les maladies infectieuses aiguës : fièvre typhoïde, pneumonie, etc., la coqueluche, la diphtérie, sont autant de maladies qui toutes, outre la déchéance de l'état général, intéressent et altèrent plus ou moins la muqueuse des arrières cavités nasales et donnent encore lieu à des infections secondaires, généralisées et par propagation, d'origine naso-pharyngienne.

Tout le monde connaît les complications trachéo-bronchiques et broncho-pulmonaires, les otites moyennes suppurées et les conjonctivites, parfois même le développement de la tuberculose pulmonaire qui si souvent accompagnent la rougeole, et tous ces accidents sont dus à des infections développées primitivement sur un terrain touché par la maladie morbilleuse, sur une muqueuse préparée à l'avance par des altérations vasculaires et épithéliales.

Les angines et les adénites de la scarla-

tine ; les vastes suppurations, les décolle-
ments éloignés dans la variole, pour ne parler que des complications plus spéciales à
ces maladies, ne reconnaissent souvent pas
d'autre cause.

Les localisations pulmonaires et les otites
suppurées si fréquentes dans la fièvre
typhoïde et la coqueluche, toutes les manifestations parfois si terribles (broncho-pneu-
monie, lésions articulaires, infections généralisées) dues à l'association des streptocoques ou des staphylocoques au bacille de
Loeffler dans la diphtérie, ont la même origine.

En Allemagne on a été plus loin encore,
et certains auteurs regardent le naso-pharynx comme point de départ, non seulement
des infections secondaires mais aussi des
maladies aiguës et des fièvres éruptives.

C'est ainsi que le docteur Adolph Heller
de Nuremberg dans une conférence tenue le
20 septembre 1894 à Munich (1) résume sa

1. Extrait de la *Revue médicale de Munich*, n° 44, 1894,

méthode de traitement dans les maladies contagieuses par cette phrase : « l'alpha et l'oméga de toute thérapie de la plupart des maladies contagieuses doit résider dans un lavage radical de la cavité naso-pharyngienne. »

Et il ajoute : « Ma méthode de traitement des maladies contagieuses part des principes suivants à mon sens essentiels : 1° La plupart des maladies contagieuses, peut-être toutes, à la seule exception du choléra et de la dysenterie, sont des maladies d'inhalation ; 2° La première localisation du provocateur de la maladie a lieu dans les voies respiratoires supérieures, c'est-à-dire par conséquent dans le naso-pharynx ; 3° C'est en cet endroit que se déroule la période d'incubation et 4° c'est seulement de là que part la résorption dans le sang et dans la masse de la lymphe, c'est-à-dire l'infection généralisée.

Sans admettre ces conclusions tout au moins exagérées et prématurées, il n'en est

pas moins vrai que si dans toutes les inflammations chroniques du naso-pharynx il faut
de toute nécessité traiter la lésion locale, il
n'est pas moins important de pratiquer l'antisepsie de ces cavités si on veut éviter les
complications infectieuses secondaires. Et
ce sera avec la même rigueur que cette antisepsie devra être recherchée dans toutes
les maladies infectieuses et fièvres éruptives, si on ne veut pas avoir à se reprocher les
graves accidents dus aux infections microbiennes.

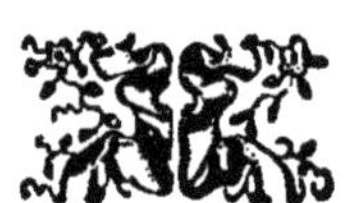

TROISIÈME PARTIE

CHAPITRE VIII.

PHARYNGOTHÉRAPIE

Nous diviserons cette importante question du traitement en deux parties : dans la première, sous le titre de thérapeutique générale naso pharyngienne nous exposerons les divers procédés mis en usage pour agir localement sur les lésions des arrières fosses nasales et modifier la muqueuse chroniquement enflammée. Et nous insisterons surtout sur les *irrigations rétro-nasales* qui seules ont une action réelle et indiscutable, et qui peuvent rendre de si grands services en permettant de pratiquer l'antisepsie de ces régions.

Dans la seconde partie, il ne nous restera qu'à indiquer quels sont les moyens d'actions, quels sont les médicaments qui nous ont paru donner les meilleurs résultats, dans les différentes formes de rhino-pharyngite.

Mais auparavant, peut-être n'est-il pas inutile de rappeler que l'individu atteint d'une affection chronique du pharynx est parfois un diathésique et qu'il n'est pas sans importance de rechercher s'il ne présente pas les signes d'une dyscrasie quelconque. Car alors, pour ne pas avoir de mécompte et obtenir tout le succès que peut donner le traitement local, il faudra modifier le terrain du sujet, améliorer et guérir autant que possible son état général.

Aussi, sans entrer ici dans des détails qui seraient en dehors de notre sujet, nous nous contenterons de signaler tout l'intérêt qu'il y aura à instituer, selon les indications spéciales, une médication qui pourra modifier plus ou moins les dyscrasies herpétique, scrofuleuse, goutteuse, rhumatismale, etc.

De plus, il faudra que les malades soient soumis à une certaine hygiène, prennent certaines précautions. Ils devront s'abstenir d'aliments irritants, de boissons alcooliques, de mets épicés; ne pas faire usage du tabac et se garantir contre les atteintes du froid.

Il en est enfin qui n'obtiendront une guérison complète et sans rechute qu'en abandonnant leur métier ou tout au moins en se prémunissant contre l'action nocive qui peut en résulter pour eux, tels sont les boulangers, les tourneurs en cuivre, etc.

En terminant ces notions générales, il est un point sur lequel nous voudrions appeler l'attention : la susceptibilité variable des malades à telle ou telle substance médicamenteuse et la nécessité de ne pas prolonger trop longtemps l'emploi du même médicament, la muqueuse s'y habituant en quelque sorte et finissant par n'en plus subir aucune influence.

C'est ainsi que nous avons été surpris plusieurs fois, de voir des affections chroniques résister aux médicaments les plus actifs et dont nous obtenions habituellement les meilleurs résultats et céder à de simples irrigations à l'acide borique ou au sel marin.

De même, nous avons pu observer des cas assez nombreux, où, après une amélioration assez rapide, due à un topique quelconque, l'état devenait absolument stationnaire malgré l'observance et la continuation scrupuleuse de la prescription.

Changeant alors la nature de la substance active, la marche vers la guérison, jusque-là suspendue, reprenait aussitôt, pour aboutir bientôt à la disparition totale des lésions.

Aussi, ne faut-il pas, après un insuccès, même avec le médicament ordinairement efficace, conclure au rebelle de l'affection et se décourager ; mais simplement en essayer un autre, changement souvent couronné de succès. Non plus qu'il ne faut s'entêter dans l'emploi d'une médication dont les effets se ralentissent, mais en appliquer une autre, quitte à revenir plus tard, si besoin est, à la première.

I. THÉRAPEUTIQUE GÉNÉRALE NASO-PHARYNGIENNE

Dans le traitement des maladies chroniques du rhino-pharynx, ce sont les applications topiques qui jouent le rôle prépondérant, Et ce traitement emprunte ses moyens aux insufflations, aux cautérisations, aux pulvérisations, aux gargarismes, aux douches nasales et pharyngiennes.

Insufflation. — Destinées à lancer sur la muqueuse les poudres médicamenteuses, les insufflations se font à l'aide de petits appareils composés essentiellement : 1º d'un petit réservoir; 2º d'une poire en caoutchouc ; 3ᵉ d'un tube rigide droit ou se recourbant en haut et légèrement en arrière afin de pouvoir s'engager derrière le voile du palais, quand il s'agit de faire une insufflation rétro-nasale. Tel est l'appareil du Dr Andrew Smith.

Quant aux poudres, elles sont de substances très variables suivant l'effet qu'on désire obtenir et suivant leur mode d'action : antiseptique, astringente, calmante, caustique.

Les plus habituellement employées sont : le sous-nitrate de bismuth, l'acide borique, l'alun, le sulfate de zinc, le calomel, le tanin, l'iodoforme, la morphine, employées à doses variables, pures ou mélangées à une plus ou moins grande quantité de substances inertes telles que le sucre, le talc, le phosphate de chaux. Pour nous, nous donnons la préférence au naphtol ou à la résorcine.

Cautérisation. — Plus énergique et plus

facile à limiter dans leur action, les cautérisations se font avec des substances chimi-
ques cristallisées (nitrate d'argent, sulfate
de cuivre, acide chromique), ou en solutions
dont on imbibe un petit tampon de ouate
fixé sur une longue tige de fer doux, à laquelle on peut donner la forme que l'on désire. Les plus usuels de ces caustiques
liquides sont : solution de nitrate d'argent
depuis 1/20 jusqu'à 100/00, de sulfate de
cuivre, d'acide chromique, dans trois à dix
fois leur volume d'eau ; l'acide phénique
au 1/000.

Le thermo-cautère et surtout le galvano-
cautère sont aussi très utiles pour détruire
les granulations et modifier les muqueuses
hypertrophiées.

Pulvérisations. — Ayant pour but la transformation d'un liquide en une poussière
plus ou moins fine et l'imprégnation profonde des muqueuses par ce brouillard humide, la pulvérisation se fait à l'aide d'ap-

pareils spéciaux bien connus et que nous croyons inutile de décrire ici. Citons cependant le pulvérisateur pneumatique de Levigstone qui semble le plus parfait de ces instruments.

Comme pour les pulvérisations, quand il est nécessaire d'agir sur la muqueuse des arrière-fosses nasales, il faut que le tube chargé de conduire le liquide médicamenteux pulvérisé soit assez long et assez recourbé en haut et en arrière pour pouvoir être introduit derrière le voile du palais.

Quant aux liquides susceptibles d'être pulvérisés, ils sont ou artificiels et comprennent toutes les solutions, infusions, décoctions, mixtures, etc., ou naturels et comprennent toutes les eaux minérales parmi lesquelles les eaux dites : sulfureuses des Pyrénées telles que celles de Labassère, Saint-Boës, Gasost, occupent avec celles de Cauterets et de Bonnes le premier rang.

Irrigations nasales antérieures et garga-

rismes. Douches rétro-pharyngiennes. — Il nous reste à parler maintenant de 'toute la série des ablutions et irrigations du naso-pharynx, dont le but est non seulement de débarrasser la muqueuse des mucosités purulentes ou autres qui l'encombrent, mais aussi d'agir efficacement sur cette dernière et de la modifier par les principes médicamenteux qu'elles renferment.

Ce mode de traitement comprend le reniflement, les gargarismes, les douches nasales et surtout les irrigations rétro-pharyngiennes.

Mais disons tout de suite, que la plupart de ces moyens, excellents quand il s'agit seulement du nez et de la gorge, sont tout à fait insuffisants quand la lésion siège dans les arrière-cavités nasales, exception faite toutefois pour la douche rétro-nasale qui remplit toutes les conditions désirables.

Le *Reniflement* consiste à aspirer par les narines un liquide médicamenteux que l'on rend par la bouche.

L'orifice des narines plongeant dans le liquide choisi, à l'aide d'une aspiration graduée, on en fait pénétrer peu à peu une certaine quantité dans les fosses nasales, qui de là arrive dans la bouche d'où elle est rejetée.

Mais, outre que très souvent les malades n'usent de ce procédé que d'une façon très imparfaite, il a encore un autre inconvénient, qui est de faire pénétrer dans la cavité buccale et quelque fois jusque dans le larynx, un liquide plus ou moins contaminé par son passage à travers les fosses nasales malades et infectées.

Gargarisme. — Nous ne dirons qu'un mot du *gargarisme* buccal ou vulgaire qui consiste à relâcher le voile du palais et à ouvrir ainsi l'arrière-bouche en renversant fortement la tête en arrière. Le liquide peut alors s'introduire assez facilement, il est vrai, de la bouche dans le gosier, mais son action est limitée là, et ce gargarisme n'est utile ni pour le larynx, ni pour le pharynx, ni surtout pour les arrière-fosses nasales et le nez.

Mais nous nous étendrons un peu plus longuement sur une autre manière de pratiquer le gargarisme, méthode très préconisée par son auteur, le docteur Henri Guinier (1), et qui peut rendre de réels services dans les affections naso-pharyngiennes.

Cette méthode consiste à « introduire à la fois dans la bouche, le pharynx et la partie sus-glottique du larynx un liquide médicamenteux sans en avaler une goutte, puis à le rejeter par le nez, comme de la fumée de cigarette. »

Tel est le *gargarisme laryngo-nasal.*

Et voici les règles que recommande l'auteur pour arriver à ce résultat :

1° Relever légèrement la tête.

2° Ouvrir à peine la bouche.

___

1. *Méthode pratique du gargarisme laryngo-nasal,* Cazaux, éditeur, Pau, 1889.

3° Avancer le menton et la mâchoire inférieure.

4° Emettre ou chercher à émettre les sons
de la double voyelle œ.

La simultanéité et la concordance de ces
mouvements ouvrent largement l'arrière-
bouche, relèvent le voile du palais et la
luette, éloignent la base de la langue de la
paroi postérieure et permettent au liquide
de s'introduire en vertu de son propre poids,
jusque dans la cavité du larynx. Et la
preuve expérimentale de la pénétration du
gargarisme dans le larynx c'est l'impossi-
bilité qu'il y a de respirer.

Il ne s'agit plus que de faire effectuer au
liquide son retour par le nez.

« Pour cela sans renverser la tête et en
rapprochant les lèvres comme dans le *bail-
lement dissimulé*, imitez pour relâcher le
voile du palais : « le *grognement du pourceau,*
le *mugissement* ou le *grasseyment à bouche
close,* » et vous sentirez le liquide pénétrer

derrière la luette et sortir en bouillonnant par les fosses nasales. »

Le gargarisme ainsi pratiqué a certainement une action réelle et efficace puisque le liquide agit « non seulement sur toute la muqueuse qui tapisse la bouche, la partie sus-glottique du larynx comprenant la ligne de contact des ligaments vocaux, toute la partie des cordes vocales accessibles à la vue dans l'image laryngoscopique, l'orifice et la profondeur des ventricules du larynx, les ligaments vocaux supérieurs ou fausses cordes vocales, les tubercules de Wrisberg et de Santorini, la totalité de l'épiglotte, de la luette et du voile du palais mais encore le *cavum nasale*, les cornets et les narines.

Malheureusement, il est susceptible de certains reproches.

Il exige d'abord du malade une certaine éducation et une certaine habileté. De plus, avec les médicaments amers ou désagréables au goût, il n'est guère praticable, et bon nombre de malades y renonceraient rapidement. Enfin il a l'inconvénient de projeter dans le pharynx et dans le nez un liquide souillé par son passage dans la cavité buccale.

Nous allons terminer cet exposé des divers moyens employés plus ou moins heureusement dans le traitement des affections du rhino-pharynx, par la description de la douche nasale et surtout de la douche rhino-pharyngienne qui, comme nous l'avons déjà dit, agit d'une façon remarquable quand la lésion est localisée profondément dans les arrière-cavités nasales.

Et nous décrirons cette irrigation pharyngienne postérieure telle que nous l'avons pratiquée et fait pratiquer longtemps aux malades avec la sonde du Dr J.-A.-A. Rattel.

Douche ou irrigation nasale antérieure. — Inventée par Weber (1), la douche nasale a pour effet d'introduiredans la cavité du nez, par l'orifice des narines, un courant liquide

1. *Müller's arch.*, 1847.

dans le double but de la nettoyer des mucoï
sités et des croûtes qu'elle peut contenir et
d'en modifier topiquement la muqueuse
malade. Et cette irrigation repose sur le fait
de la contraction du voile du palais sous l'influence de l'arrivée du liquide ; contraction
qui, relevant le voile du palais, isole les fosses
nasales du pharynx et force le liquide, introduit dans une narine, à passer dans
l'autre, pour ressortir au dehors.

L'appareil qui fournit cette douche varie
beaucoup, mais en principe il consiste en un
réservoir contenant la solution médicamenteuse, un tube flexible destiné à conduire
le liquide, et d'un embout à forme olivaire
qui est introduit dans les narines.

Le moteur qui préside à l'écoulement du
liquide peut être un siphon (tel le siphon
de Weber), un irrigateur, ou mieux un simple bock à injection, dont on fera varier la
hauteur, suivant la force du jet que l'on désire obtenir.

Pour nous, c'est avec avantage que nous

D.   7

nous sommes toujours servi d'un réservoir en tôle émaillée, de la contenance d'un litre environ, à la partie inférieure duquel est adapté un tube en caoutchouc terminé par un embout olivaire en porcelaine qui est placé successivement dans l'une et l'autre narine.

Sur le trajet du tube est placé un petit robinet permettant de régler à volonté ou d'interrompre le jet de l'injection.

La hauteur du récipient ne doit pas dépasser un mètre, 1 m. 50 au maximum.

C'est cet appareil très simple que nous représentons dans la figure 3 avec cette seule différence que l'embout olivaire y est remplacé par la sonde rétro-postérieure ; dans la figure ci-dessous (fig. 1), l'irrigation nasale antérieure est représentée faite à l'aide du siphon de Weber et l'on y voit en même temps, la position que doit prendre le malade.

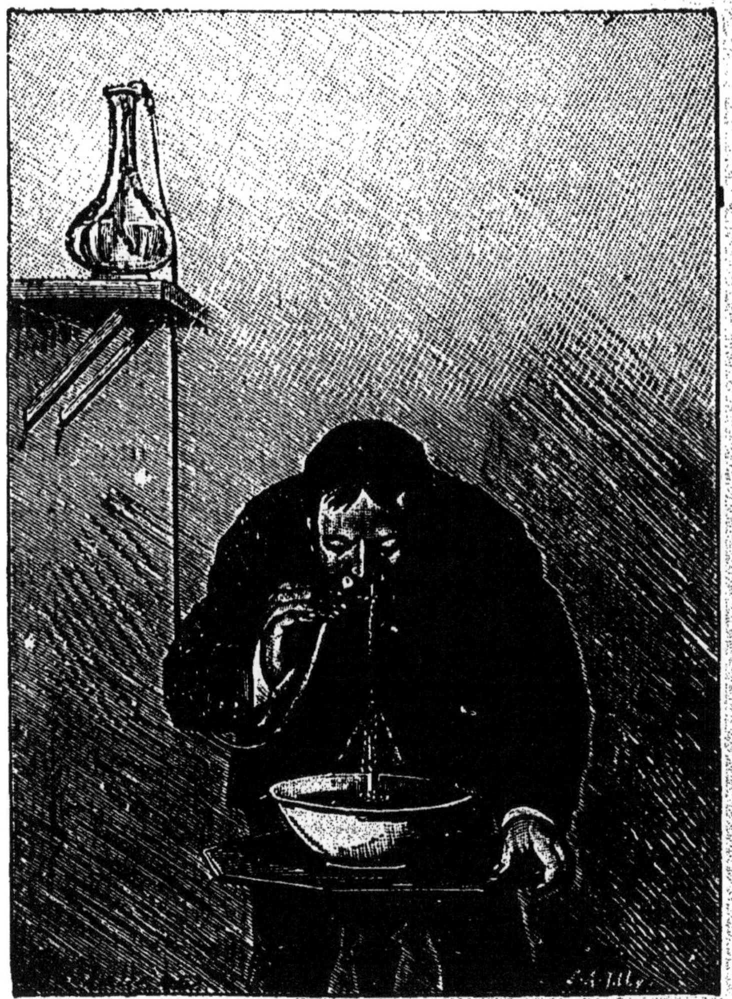

Fig. 1. — Irrigation nasale. Position du malade.

En effet, pendant l'irrigation, qui doit toujours être faite tiède, le patient doit ouvrir légèrement la bouche pour permettre une respiration facile, s'incliner légèrement en avant, et même pencher la tête du côté opposé à celui par lequel le liquide pénètre dans les fosses nasales.

On a reproché à ces irrigations nasales d'être douloureuses et d'avoir été la cause d'otites moyennes suppurées en permettant la pénétration dans les trompes du liquide contaminé.

Ce sont là des inconvénients que nous n'avons jamais vu se produire, rares par conséquent, et qui peuvent être évités à l'aide de quelques précautions.

C'est ainsi que l'on épargnera les douleurs de tête au malade en lui recommandant de ne pas placer la canule de bas en haut, mais horizontalement, d'avant en arrière, afin que le jet pénètre directement dans la profondeur du nez et non pas vers la base du crâne.

Il faut aussi avertir le malade, qu'il ne doit pas, pendant toute la durée de l'irrigation, faire de mouvement de déglutition, des efforts de toux qui favorisent l'entrée de l'eau dans les trompes. Et dans le même but, s'il existe une obstruction plus ou moins complète des narines, toujours placer la canule dans la narine la moins libre et seulement de ce côté afin d'être assuré du facile écoulement du liquide injecté.

Excellente dans toutes les inflammations et infections du nez, bonne dans les maladies du rhino-pharynx puisque très souvent la partie postérieure de la muqueuse des cornets et de la cloison participe aux lésions, elle est tout à fait insuffisante dans les cas qui nous occupent spécialement, c'est-à-dire, ceux où la localisation du mal, dans toute son intensité, réside dans les arrière-cavités nasales.

Afin de pratiquer un lavage complet des fosses nasales, Troëlsch avait imaginé de se servir d'une longue sonde rectiligne percée

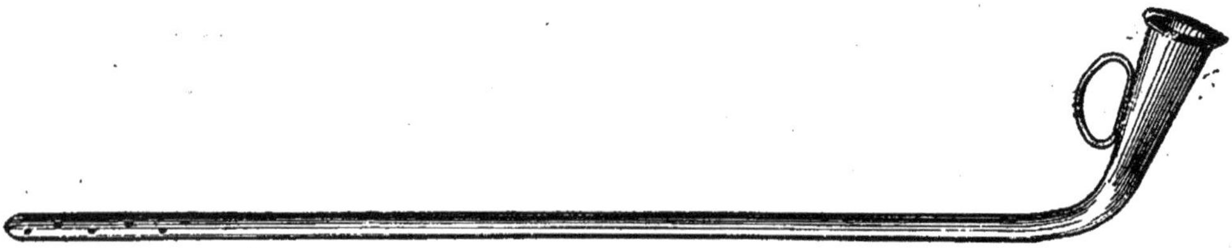

Fig. 2. — Sonde pour irrigations nasales antérieures. Troëlsch.

de trous à son extrémité et qui était introduite profondément dans les narines.

C'est cette sonde que nous représentons
plus haut.

Mais, comme la douche nasale, l'irrigation ainsi pratiquée est susceptible des
mêmes reproches et elle est sans grande
valeur quand il s'agit de faire un lavage du
rétro-pharynx.

Plus avantageux est l'instrument de Solis-
Cohen.

Il se compose d'une seringue, terminée
par une canule assez longue et d'une cour-
bure convenable pour être introduite derrière le voile du palais. Son extrémité est
percée de trous qui permettent ainsi l'irrigation des arrières-cavités nasales.

Mais cet appareil est peu commode à ma-
nier et d'un usage difficile, aussi bien pour
le malade que pour le médecin. De plus,
on ne peut guère régler la force de projection du liquide, ce qui est un inconvénient
sérieux.

Avec la sonde du Dʳ Rattel, au contraire, l'irrigation rétro-pharyngienne devient d'une simplicité extrême et toujours nous avons vu les malades arriver, en une ou deux séances, à les pratiquer avec une grande facilité.

Cette sonde se compose d'une canule en métal longue d'une vingtaine de centimètres et recourbée à ses deux extrémités. L'une renflée, arrondie et percée de trous est destinée à être introduite dans le pharynx nasal ; à l'autre s'adapte le tube en caoutchouc qui amène le liquide.

Le récipient peut être quelconque et semblable, par exemple, à celui que nous représentons dans la figure ci-dessous (fig. 3), qui donne en même temps une image de la sonde.

On peut, avec cet appareil dont le fonctionnement est bien connu, obtenir une pression assez considérable qui peut être très utile dans certains cas où les croûtes et les mucosités sont très adhérentes ; mais il demande, par contre, et à cause de cette force de projection même du liquide, à être manié avec

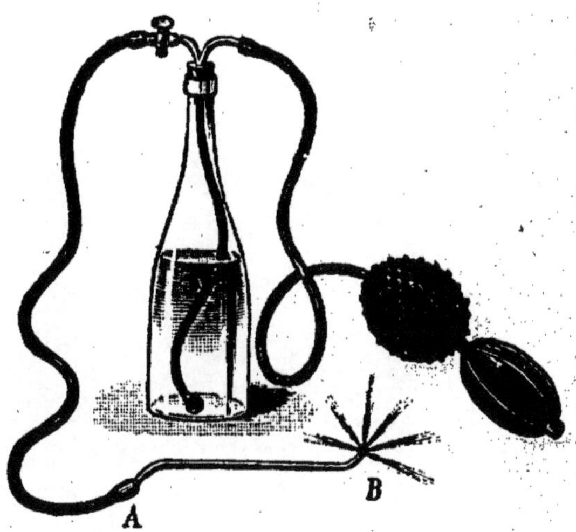

Fig. 3.

certaines précautions, si l'on veut éviter les douleurs aux malades ou la pénétration de l'eau dans les trompes.

Aussi, nous donnons la préférence à l'injecteur que nous avons décrit à propos de la douche nasale antérieure. Il suffit d'enlever l'embout olivaire et de le remplacer par la sonde. C'est de l'appareil ainsi monté et représenté ci-dessous que nous nous ser-

vons journellement et que nous conseillons
à nos malades.

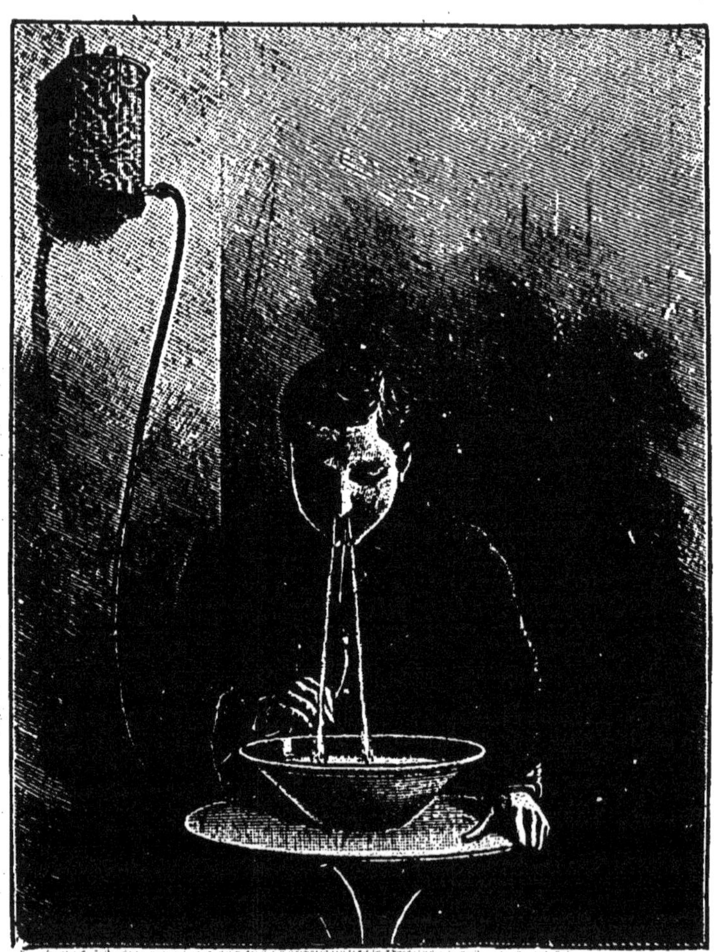

Fig. 4. — Irrig. postérieure à l'aide de la sonde du
Dr Rattel.

Et voici, d'après l'auteur, les règles à suivre pour faire les irrigations nasales postérieures à l'aide de la sonde.

1° *Avant l'introduction de la sonde.* — Relever légèrement la tête ;

2° Tenir la sonde (les deux courbures de celle-ci étant placées dans un plan horizontal), entre les quatre premiers doigts de la main droite, le pouce en-dessous ;

3° Lever la main à la hauteur des yeux, la sonde dirigée vers la bouche ;

4° *Introduction de la sonde.* — Dans un mouvement rapide et dirigé de bas en haut, faire pénétrer vivement la sonde dans la bouche jusqu'à ce qu'elle frappe contre la paroi postérieure du pharynx ;

5° Faire décrire un quart de cercle en haut au bec de la sonde, qui vient se placer derrière la luette, et abaisser légèrement la sonde sans aller jusqu'à l'appuyer sur les incisives inférieures ;

6° Incliner la tête en avant et faire couler le liquide ;

7° *Sortie de la sonde.* — Refaire décrire au bec de la sonde un quart de cercle en sens inverse du premier; c'est-à-dire en dehors et de manière à renverser les deux courbures de la sonde dans un plan horizontal, puis abaisser la main.

Remarques générales.

8° Pendant que le liquide coule d'arrière en avant dans les fosses-nasales, respirer exclusivement par la bouche et ne pas avaler;

9° Dans l'introduction de la sonde par la bouche jusqu'au pharynx, enfoncer vivement et appuyer légèrement la sonde sur la langue;

10° Chez les personnes dont la gorge est très sensible, faire précéder l'irrigation (et seulement les premières fois), d'un badigeonnage du pharynx avec une solution de chlorhydrate de cocaïne au 1/50°.

Ces différents temps de l'introduction et
de la sortie de la sonde s'exécutent avec une
grande facilité et on peut se rendre mieux

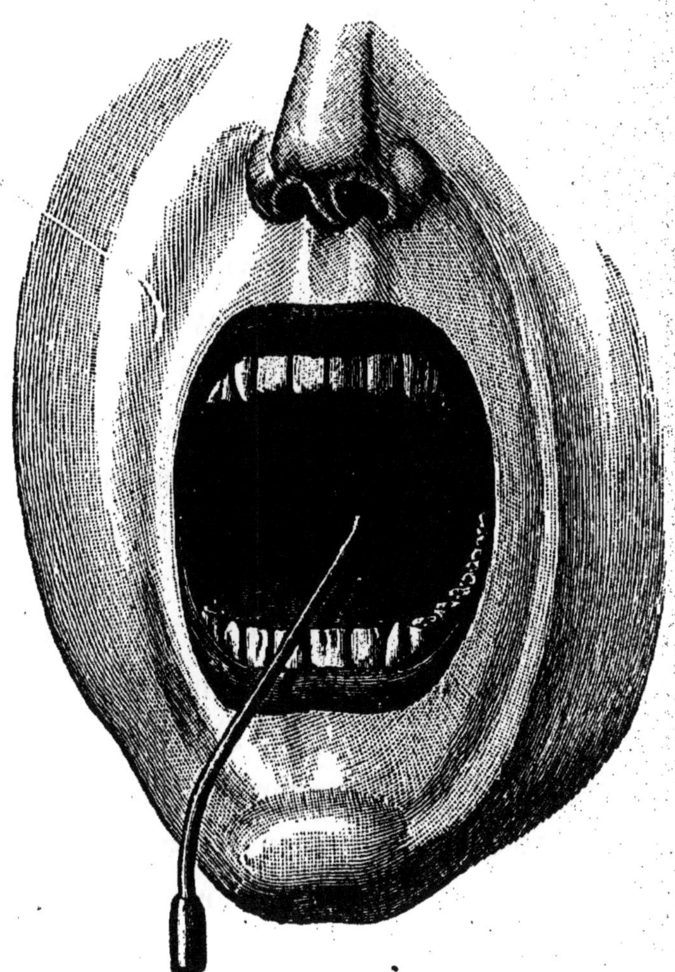

Fig. 5. — Introduction de la sonde.

compte encore de la chose en examinant la figure ci-jointe (fig. 5), qui représente la sonde au moment de son introduction derrière la voile du palais.

Et il est remarquable de voir avec quelle aisance le pharynx supporte l'introduction de cet instrument, jusqu'à quel point il paraît insensible à la présence de ce corps étranger. Jamais nous n'avons vu de malades se plaindre de ne pouvoir tolérer la sonde ou accuser la moindre douleur, la moindre gêne pendant l'irrigation.

Aussitôt la sonde dans le pharynx et dès que le liquide coule, le voile du palais se contracte, se relève et vient s'appliquer contre le paroi postérieure du pharynx en immobilisant la sonde qu'il enserre.

Le liquide, ne pouvant alors revenir en arrière, ni retomber dans la gorge, n'a d'autre voie que le pharynx nasal où il s'engage pour ressortir de là par les deux narines.

Il est facile d'après la gravure que nous

reproduisons ici et qui représente une coupe
antéro-postérieure du rhino-pharynx, de voir
la position qu'occupe la sonde mise en place
et comment le liquide, lancé dans toutes les
directions, après avoir irrigué tous le points
de la muqueuse des arrière-cavités nasales,
ressort par les narines.

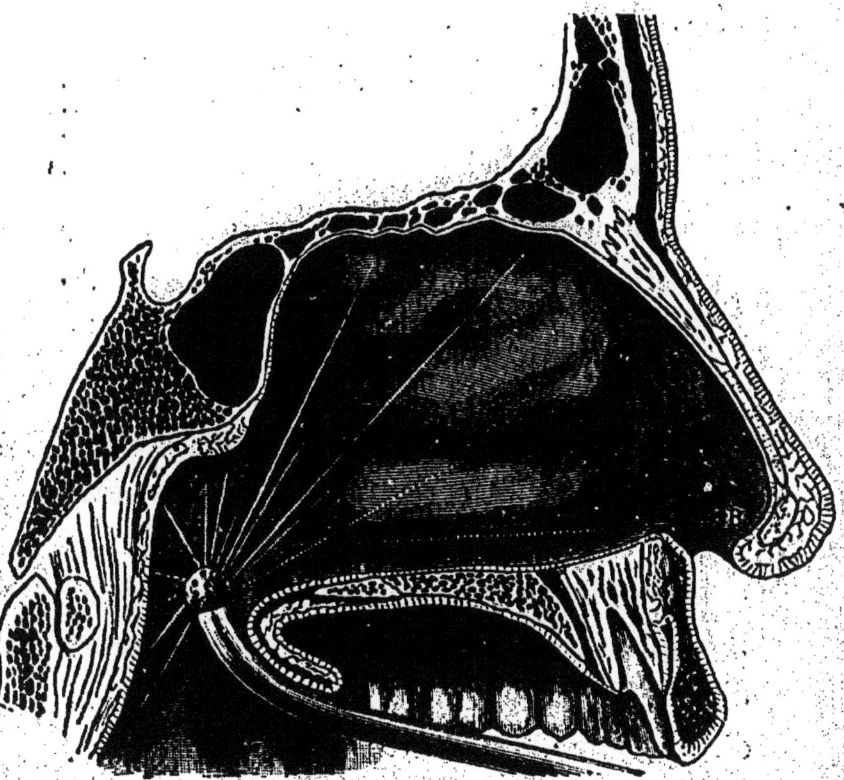

Fig. 6. — Situation de la sonde dans le rhino-pharynx.

Et non seulement on agit ainsi d'une façon certaine sur les lésions localisées dans le pharynx nasal, mais on peut encore arriver à obtenir une antisepsie réelle de cette région, antisepsie qui n'est qu'illusoire avec les autres méthodes, et éviter ainsi toutes les infections par propagation ou généralisées.

Enfin, pour cette irrigation postérieure, comme pour la douche nasale antérieure, il est certaines précautions à prendre telles que la température du liquide, sa force de projection, l'abstention des mouvements de déglutition, etc., sur lesquelles il est inutile de revenir.

Quant aux solutions médicamenteuses, elles varient suivant les auteurs : l'acide borique, le chlorure de sodium, l'hydrate de chloral (6 à 8 grammes par litre), l'acide salicylique (un gramme pour 500 grammes d'eau), l'hyposulfite de soude (50 pour cent d'eau), l'alun, le sulfate de zinc (0,40 centigr. pour 30 d'eau), l'acide tannique (0,20 centig.

pour 30 d'eau, le permanganate (0,25 pour 30 d'eau), et bien d'autres substances encore ont été employées. Pour nous, la préférence nous semble devoir être donnée à la résorcine, au naphtolet, au salicylate de soude, dont nous indiquerons plus loin les doses.

II. — TRAITEMENT DES RHINO-PHARYNGITES CHRONIQUES.

Nous allons aborder maintenant la thérapeutique qu'il convient d'appliquer plus spécialement dans chaque cas particulier des différentes formes de rhino-pharyngites chroniques en nous basant surtout sur les résultats que nous avons pu obtenir personnellement.

a) *Traitement du catarrhe chronique nasopharyngien.*

Il est d'abord de tout intérêt de débarrasser les arrière-fosses nasales des mucosités qui les encombrent et de faire un nettoyage sérieux des parties malades. Et pour atteindre ce but, il faut faire un usage répété des lotions nasales antérieures et surtout des irrigations naso-pharyngiennes.

Presque toutes les substances que nous avons énumérées plus haut et sur lesquelles nous ne reviendrons pas, ont été employées contre le catarrhe chronique du rhino-pharynx.

Nous citerons cependant la «lotion alcaline composée» préconisée par Morell-Mackensie qui en aurait obtenu les meilleurs résultats et dont voici la formule :

Bicarbonate de soude		
Biborate de soude	}	aà 0,40 centigr.
Chlorate de soude		
Sucre blanc		1 gramme.

La poudre ainsi composée doit être dissoute dans un demi-verre d'eau tiède environ.

En présence d'une rhino-pharyngite catarrhale chronique, voici la marche que nous suivons habituellement et avec un succès presque toujours constant.

Nous prescrivons, 2 ou 3 fois par jour (le matin, à midi et le soir), d'abondantes irrigations nasales parfois antérieures mais surtout postérieures, soit au naphtol, soit à la résorcine, d'après une des formules suivantes :

1) { Naphtol α   3 grammes.
   { Alcool   300 grammes.

Une cuillerée à café par litre d'eau tiède et bouillie.

2)   Naphtol β   0,50 centigrammes,

En dix paquets de 0,05 centigrammes chaque. Un de ces paquets par litre d'eau tiède et bouillie.

Nous préférons cette seconde formule à la première parce que, exempte d'alcool, elle est mieux supportée par les malades.

3)   Résorcine   1 gramme.

Pour un paquet.

A faire dissoudre dans un litre d'eau tiède et bouillie.

Après un certain temps d'usage de ces solutions, etquand la marche vers la guérison semble se ralentir, nous avons soin d'alterner avec des irrigations à l'acide borique (3 à 4 0/0) ou au salicylate de soude (une cuillerée à café par litre d'eau) afin d'éviter l'accoutumance, puis nous revenons au naphtol ou à la résorcine.

Si ces irrigations ne suffisent pas, nous y ajoutons le badigeonnage de la gorge et du nez avec une solution de résorcine variant de 10 à 100 0/0 ou encore avec la formule suivante :

Huile de vaseline   15 grammes.
Salol
Résorcine   } aâ 0,03 centigr.
Salicylate de bismuth

b) *Traitement de la rhino-pharyngite purulente.*

Au point de vue du traitement, le catarrhe purulent du naso-pharynx se confond avec celui du catarrhe chronique simple et nous avons obtenu d'excellents résultats avec la même manière d'agir dans l'un et l'autre cas.

Ici encore, nous conseillons les irrigations rétro-pharyngiennes, combinées aux douches nasales antérieures avec les solutions naphtolées ou résorcinées. Puis nous pratiquons des badigeonnages du nez et des écouvillonnages de l'arrière-gorge avec une solution forte de résorcine, dont l'action est non seulement d'agir comme un antiseptiquepuissant, mais encore de modifier fortement la muqueuse.

Enfin on peut, après chaque lavage, pratiquer une insufflation avec une des poudres que nous avons mentionnées plus haut (sous-nitrate de bismuth, alun, calomel), si la guérison se fait par trop attendre.

Nous n'avons jamais eu qu'à nous louer de cette façon de procéder. En cas d'insuccès on pourrait encore se servir, ainsi que

le recommande Morell-Mackensie, des pul‑
vérisations ou des irrigations tièdes alca‑
lines suivies d'injections astringentes telles
que : sulfate de zinc 0,10 centigr. ; eau
30 grammes ; sulfate de cuivre 0,19 centig. ;
eau 30 gr., ou à l'acide phénique suivant sa
formule :

Acide phénique	0,20 centigr.
Bicarbonate de soude	0,75 »
Borax	0,75 »
Eau	30 grammes.

c) *Traitement du catarrhe sec naso-pharyngien.*

Excessivement rebelle, cette affection est
d'une ténacité désespérante et la guérison
totale ne s'obtient que bien difficilement et
au prix de grands efforts et d'une longue
persévérance. C'est souvent pendant des an‑
nées que le traitement doit être continué,
si on veut éviter les récidives très fré‑
quentes.

Comme dans les autres formes de rhino‑

pharyngite, la première indication est de déblayer la muqueuse des croûtes et des sécrétions durcies qui la recouvrent. Aussi faudra-t-il pratiquer chaque jour et plusieurs fois par jour des irrigations rétropharingiennes auxquelles il sera bon d'adjoindre la douche nasale antérieure. Ces injections faites avec la résorcine ou le naphtol seront très abondantes et il ne faudra pas craindre de faire passer, chaque fois, dans le pharynx nasal, un litre au moins, de la solution choisie.

Nous y ajoutons des badigeonnages du nez à la résorcine forte (30 à 60 0/0 et plus) et des écouvillonnages de l'arrière-gorge qui ont pour résultat non seulement le nettoyage et l'antisepsie de la région, mais aussi de déterminer une sorte de massage qui, à la longue, agit comme stimulant de la muqueuse et la modifie.

Mais très souvent ces moyens n'amènent pas le résultat désirable.

Infectieuse au premier chef, cette affection

réclame surtout l'emploi des antiseptiques énergiques. Dans ce but, Morell-Makensie recommande comme une des meilleures à employer la pulvérisation avec la solution de Dobbel (1).

Borax	3 gr. 50
Glycérine phéniquée	7 grammes
Bicarbonate de soude	3 gr. 50 cent.
Eau	15 grammes

Dans ces cas rebelles, c'est encore au sublimé que nous nous adressons le plus volontiers. Malheureusement, ce médicament ne peut guère être employé en irrigations. En solutions même très faibles (dix-millième-vingt-millième), il cause le plus souvent aux malades des douleurs insupportables qui les forcent à renoncer au traitement (2).

1. *Winter Cough*, London, 1875 p. 211.
2. Nous l'employons cependant dans certains cas tenaces, à la dose de 0,05 centigr. pour 1000 grammes. Nous avons soin alors de supprimer l'alcool que nous remplaçons par l'acide tartrique ou le chlorure de sodium. A cette dose et ainsi employé, il est assez bien supporté.

Mais par contre, il est très bien supporté en pulvérisations et nous avons obtenu par cette méthode, des résultats merveilleux avec des solutions variant de 0,15, 0,20, 0,25 et même 0,50 centig. pour 1000.

d) *Traitement de la rhino-pharyngite granuleuse.*

Pour combattre le catarrhe plus au moins prononcé qui accompagne presque constamment la présence des granulations, les lotions rétro-pharyngiennes sont encore nécessaires dans cette forme d'inflammation chronique.

Mais il y a ici une autre indication à remplir : la destruction des granulations.

Pour le pharynx buccal, l'emploi du galvano-cautère est tout indiqué. Généralement bien supporté par les malades, il ne donne lieu, dans la plupart des cas, à aucune réaction et on peut, à l'aide de la pointe galvanique, arriver à faire disparaître en quelques séances toutes les granulations.

On peut encore, quand les granulations ne sont pas trop considérables ni trop grosses, se contenter de pratiquer deux fois par jour un badigeonnage de toute l'arrièregorge avec une solution composée d'une partie d'iode métallique et d'acide phénique dissous par l'iodure de potassium dans 100 parties de glycérine et non d'alcool qui est trop excitant. On retarde ou même on suspend ce badigeonnage selon l'irritation provoquée.

Mais quand les granulations sont volumineuses et occupent tout le rhino-pharynx, il faut pratiquer un raclage de la région soit avec la curette de Wolkmann, soit avec le couteau de Gottstein.

Au cours de l'opération, il peut se produire une légère hémorrhagie, facilement arrêtée à l'aide d'une irrigation chaude.

Il est bon, après le grattage, de faire uu

badigeonnage des arrières fosses nasales, soit comme l'indique Ruault avec la solu- tion iodée suivante :

Iode
Iodure de potassium } aā 2 grammes.
Eau   15 à 20 grammes.

ou, comme nous le pratiquons habituel- lement avec la résorcine à parties égales.

CONCLUSIONS

I. — Extrêmement fréquentes les inflammations chroniques du naso-pharynx,
peu dangereuses par elles-mêmes,
sont graves par les complications
qu'elles présentent.

II. — Bien souvent il faut chercher dans les
arrière-fosses nasales, la cause des
accidents constatés dans des organes
plus ou moins éloignés.

III. — Dans toutes les inflammations chroniques, comme dans les maladies
aiguës et les fièvres éruptives, le
rhino-pharynx, dont la muqueuse
malade n'est plus en état de défense
physiologique, devient un véritable
milieu de culture pour les microbes
qui y abondent normalement, et un
centre d'infection.

IV. — Il y a donc nécessité absolue de traiter énergiquement les lésions chroniques des arrière cavités nasales si l'on veut éviter les complications par propagation de l'inflammation, et de rechercher l'antisepsie de cette région, pour ne pas avoir à craindre les infections secondaires.

V. — Et c'est, selon nous, aux irrigations nasales postérieures faites à l'aide de la *sonde rétro-pharyngienne*, d'une façon méthodique et soutenue, qu'il faudra s'adresser, surtout pour obtenir la modification des lésions de la muqueuse du naso-pharynx et réaliser une antisepsie vraiment efficace et utile.

D.   8.

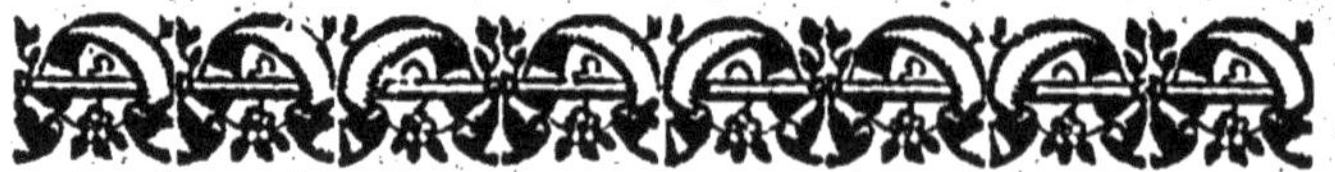

BIBLIOGRAPHIE

Alvin. — Nouvelles recherches sur l'irrigation naso-pharyngienne (Lyon médical, tome I, p. 78-80).

Annales des maladies de l'oreille, du larynx et du nez (Gougenheim et Lermoyez).

Archives internationales de laryngologie, rhinologie et d'otologie (Ruault et Luc).

Bresgen. — Traitement des affections du nez et des cavités voisines par les pulvérisations sèches (Deut. med., 10 novembre 1889).

Berger. — Communication faite à la Société de médecine de Paris (Séances du 31 octobre 1891 et 7 janvier 1892).

Bonnard. — Thèse Paris, 1891 (De certaines formes de kératites consécutives à des altérations légères du trijumeau).

Broich. — Sur le lavage du nez et du pharynx nasal (Berlin Klin. Wochen. 7 janvier 1889).

Bride (N. C.). — Traitement des affections du naso-pharynx (Lancet, 21 mai 1892).

Barr. — Traitement des maladies du nez et de la gorge comme source des affections de l'oreille moyenne (Lancet, 10 novembre 1892).

Baumgarten. — Névroses directes et réflexes du naso-pharynx (Samml. Klin. Vorträge von Volkmann, 44).

Bellmann. — Troubles oculaires d'origine nasale (Arch. F. Augenheil, XVII, s. 228).

Coételoux. — Kérato-conjonctivite d'origine naso pharyngienne (Annales d'oculistique, 1891).

Chabory. — Influence des affections nasales sur l'appareil respiratoire (Thèse Paris, 1892.

Constantin Paul. — Note sur l'irigation nasale et naso-pharyngienne et son application au traitement des affections aïgues ou chroniques des fosses nasales Bul. géné. thérap. LXXXIV, 1875).

Crippen. — Traitement des affections hypertrophiques et atrophiques du naso pharynx par la galvano-caustique chimique (Journal of otol. and lary. avril 1880).

Cornil et Ranvier. — Manuel d'histologie pratique.

Decaux. — Thèse Paris, 1890 (De l'origine microbienne des kératites et leur traitement).

Fischer Louis. — Catarrhe naso-pharyngien ayant amené un catarrhe gastrique. (Médical Record, 13 juin 1891).

Gellé. — De l'écouvillonnage du pharynx rétronasal (Annales des maladies de l'oreille, juillet 1889).

Guinier H. — Gargarisme laryngo-nasal.

Gourault. — Maladies infectieuses dans leurs rapports avec les maladies de l'oreille (Sem. méd. n° 1, 1889).

Hermet. — Otite de la rougeole (Concours médical, 1887).

Hering. — Névroses d'origine nasale (Annales des maladies de l'oreille, mars 1886).

Hergny. — Revue de laryngologie, 1882.

Head. — Peut-on guérir le catarrhe naso-pharyngien? (Méd. Record, 20 juillet 1889).

Hédon. — Contribution à l'étude du catarrhe naso-pharyng. chronique et de son traitement (Thèse Bordeaux, 1892).

Jellenfy. — Du nettoyage du nez et du pharynx nasal (Berlin Klin. Vochen., 7 janvier 1889).

Jacobi. — Chorée par réflexe venant du naso-pharynx (Deutsch med. Zeitung, 25 mai 1891).

Knode. — Importance du traitement général dans les inflammat. naso-phary. (Times and Register, 9 novembre 1889).

Krishaber. — Gargarisme (Dict. Dechambre).

Kellgren. — Le massage dans les maladies du nez et de la gorge (Journ. of. Laryng. Rhin. and Otologie, juin 1892).

Kafeman. — Bégaiement et les maladies du nez et du pharynx (Archives intern. de Laryng de Botey, 1891, n° 10).

Lublinski. — L'asthme et les affections nasales (In Annales d'anatomie, 1886).

Le Roy de Langevinière. — Traitement des aff. des voies lacrymales (Gaz. des hôpitaux, 28 mars 1889).

Lichtwitz. — Contribution à l'étude des névroses réflexes d'origine nasale et pharyngée (Congrès int. d'otologie et laryng. Paris 1889).

Moldenhauer. — Maladie des fosses nasales et du pharynx (Traductions Poliquet, Annales 1888).

Marcoudès-Resendes. — Etude sur le méca-nisme de la fermeture de l'arrière cavité des fosses nasales dans la douche de Weber (Thèse Bordeaux, 1882).

Mackensie (Noland). — Etude historique sur les névroses d'origine nasales (Annales des maladies de l'oreille, novembre 1887).

Morell-Mackensie. — Traité des maladies du nez et du pharynx (Trad. Moure).

Moure. — Revue d'otologie, rhinologie, laryngologie.

Mandl. — Traité pratique des maladies du pharynx et du larynx.

Netchaieff. — Névroses réflexes d'origine nasale (Bull. méd., 8 juillet 1888).

Nevins. — Le naso-pharynx dans l'influenza (Lancet, 16 avril 1892).

Pujol. — Influence des maladies du nez et de la gorge sur la production des maladies de l'oreille moyenne (Thèse Paris, 1884).

Ruault. — Maladies du pharynx (Traité de médecine).

Poëschel. — Traitement des maladies de la cavité naso-pharyngienne (Münich méd. Woch, 14 avril 1888).

Reymond. — Rétrécissement du champ visuel dans les affect. du nez et des cavités voisines (Province méd., 22 octobre 1888).

Rethi. — L'acide chromique dans les maladies du nez et du pharynx (Paris médical, 23 juin 1888).

Raugé. — L'irrigation naso-pharyngienne (Paris, Doin, éditeur, 1889).

Rumbold. — Hygiène and treatment catarrh (St-Louis, 1881).

Suchannek. — Contribution à l'étude de l'anatomie normale et pathol. du pharynx nasal (Leigl hauwerks Bleit, ed. III, page 31-100).

Tillaux. — Traité d'anatomie topographique.

Trousseau. — Clinique médicale. Troubles oculaires d'origine nasale (Bul. méd., 21 avril 1889).

Tanzin. — De la céphalée temporo-occipitale consécutive aux affect. du pharynx et de l'oreille (Thèse Bordeaux, 1888).

Vergely. — De la céphalée postérieure. Ses relations avec le naso-pharynx (Journal de médecine de Bordeaux, 11, 18, 25 septembre 1887).

Ziem. — Annales de Gougenheim, 1893.

Achevé d'imprimer le 18 Janvier 1896

Par E. JAMIN

maître-imprimeur, à Laval,

Pour le Dr Alfred DEGLAIRE